U0587694

中国中药资源大典
——中药材系列

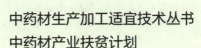

中药材生产加工适宜技术丛书

中药材产业扶贫计划

国家出版基金项目
NATIONAL PUBLICATION FOUNDATION

川黄柏生产加工适宜技术

总 主 编　黄璐琦

主　　编　郭俊霞　李青苗

副 主 编　吴　萍　杨玉霞　陈铁柱

中国医药科技出版社

内 容 提 要

《中药材生产加工适宜技术丛书》以全国第四次中药资源普查工作为抓手，系统整理我国中药材栽培加工的传统及特色技术，旨在科学指导、普及中药材种植及产地加工，规范中药材种植产业。本书为川黄柏生产加工适宜技术，包括：概述、川黄柏药用资源、川黄柏栽培技术、川黄柏药材质量评价、川黄柏现代研究与应用等内容。本书适合中药种植户及中药材生产加工企业参考使用。

图书在版编目（CIP）数据

川黄柏生产加工适宜技术 / 郭俊霞，李青苗主编 . — 北京 ：中国医药科技出版社，2018.3

（中国中药资源大典 . 中药材系列 . 中药材生产加工适宜技术丛书）

ISBN 978-7-5067-9793-1

Ⅰ . ①川… Ⅱ . ①郭… ②李… Ⅲ . ①黄柏—中药加工 Ⅳ . ① R282.71

中国版本图书馆 CIP 数据核字（2017）第 293681 号

美术编辑 陈君杞
版式设计 锋尚设计

出版　中国医药科技出版社
地址　北京市海淀区文慧园北路甲 22 号
邮编　100082
电话　发行：010-62227427　邮购：010-62236938
网址　www.cmstp.com
规格　710 × 1000mm　$^1/_{16}$
印张　6 ³/₄
字数　59 千字
版次　2018 年 3 月第 1 版
印次　2018 年 3 月第 1 次印刷
印刷　北京盛通印刷股份有限公司
经销　全国各地新华书店
书号　ISBN 978-7-5067-9793-1
定价　22.00 元

中药材生产加工适宜技术丛书

—— 编委会 ——

总 主 编 黄璐琦

副 主 编 （按姓氏笔画排序）

王晓琴	王惠珍	韦荣昌	韦树根	左应梅	叩根来
白吉庆	吕惠珍	朱田田	乔永刚	刘根喜	闫敬来
江维克	李石清	李青苗	李旻辉	李晓琳	杨 野
杨天梅	杨太新	杨绍兵	杨美权	杨维泽	肖承鸿
吴 萍	张 美	张 强	张水寒	张亚玉	张金渝
张春红	张春椿	陈乃富	陈铁柱	陈清平	陈随清
范世明	范慧艳	周 涛	郑玉光	赵云生	赵军宁
胡 平	胡本详	俞 冰	袁 强	晋 玲	贾守宁
夏燕莉	郭兰萍	郭俊霞	葛淑俊	温春秀	谢晓亮
蔡子平	滕训辉	瞿显友			

编　　委 （按姓氏笔画排序）

王利丽	付金娥	刘大会	刘灵娣	刘峰华	刘爱朋
许 亮	严 辉	苏秀红	杜 弢	李 锋	李万明
李军茹	李效贤	李隆云	杨 光	杨晶凡	汪 娟
张 娜	张 婷	张小波	张水利	张顺捷	林树坤
周先建	赵 峰	胡忠庆	钟 灿	黄雪彦	彭 励
韩邦兴	程 蒙	谢 景	谢小龙	雷振宏	

学术秘书 程 蒙

序

我国是最早开始药用植物人工栽培的国家，中药材使用栽培历史悠久。目前，中药材生产技术较为成熟的品种有200余种。我国劳动人民在长期实践中积累了丰富的中药种植管理经验，形成了一系列实用、有特色的栽培加工方法。这些源于民间、简单实用的中药材生产加工适宜技术，被药农广泛接受。这些技术多为实践中的有效经验，经过长期实践，兼具经济性和可操作性，也带有鲜明的地方特色，是中药资源发展的宝贵财富和有力支撑。

基层中药材生产加工适宜技术也存在技术水平、操作规范、生产效果参差不齐问题，研究基础也较薄弱；受限于信息渠道相对闭塞，技术交流和推广不广泛，效率和效益也不很高。这些问题导致许多中药材生产加工技术只在较小范围内使用，不利于价值发挥，也不利于技术提升。因此，中药材生产加工适宜技术的收集、汇总工作显得更加重要，并且需要搭建沟通、传播平台，引入科研力量，结合现代科学技术手段，开展适宜技术研究论证与开发升级，在此基础上进行推广，使其优势技术得到充分的发挥与应用。

《中药材生产加工适宜技术》系列丛书正是在这样的背景下组织编撰的。该书以我院中药资源中心专家为主体，他们以中药资源动态监测信息和技术服

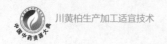

务体系的工作为基础，编写整理了百余种常用大宗中药材的生产加工适宜技术。全书从中药材的种植、采收、加工等方面进行介绍，指导中药材生产，旨在促进中药资源的可持续发展，提高中药资源利用效率，保护生物多样性和生态环境，推进生态文明建设。

丛书的出版有利于促进中药种植技术的提升，对改善中药材的生产方式，促进中药资源产业发展，促进中药材规范化种植，提升中药材质量具有指导意义。本书适合中药栽培专业学生及基层药农阅读，也希望编写组广泛听取吸纳药农宝贵经验，不断丰富技术内容。

书将付梓，先睹为悦，谨以上言，以斯充序。

中国中医科学院 院长

中 国 工 程 院 院士

丁酉秋于东直门

总 前 言

中药材是中医药事业传承和发展的物质基础，是关系国计民生的战略性资源。中药材保护和发展得到了党中央、国务院的高度重视，一系列促进中药材发展的法律规划的颁布，如《中华人民共和国中医药法》的颁布，为野生资源保护和中药材规范化种植养殖提供了法律依据；《中医药发展战略规划纲要（2016—2030年）》提出推进"中药材规范化种植养殖"战略布局；《中药材保护和发展规划（2015—2020年）》对我国中药材资源保护和中药材产业发展进行了全面部署。

中药材生产和加工是中药产业发展的"第一关"，对保证中药供给和质量安全起着最为关键的作用。影响中药材质量的问题也最为复杂，存在种源、环境因子、种植技术、加工工艺等多个环节影响，是我国中医药管理的重点和难点。多数中药材规模化种植历史不超过30年，所积累的生产经验和研究资料严重不足。中药材科学种植还需要大量的研究和长期的实践。

中药材质量上存在特殊性，不能单纯考虑产量问题，不能简单复制农业经验。中药材生产必须强调道地药材，需要优良的品种遗传，特定的生态环境条件和适宜的栽培加工技术。为了推动中药材生产现代化，我与我的团队承担了

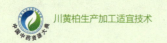

农业部现代农业产业技术体系"中药材产业技术体系"建设任务。结合国家中医药管理局建立的全国中药资源动态监测体系，致力于收集、整理中药材生产加工适宜技术。这些适宜技术限于信息沟通渠道闭塞，并未能得到很好的推广和应用。

本丛书在第四次全国中药资源普查试点工作的基础下，历时三年，从药用资源分布、栽培技术、特色适宜技术、药材质量、现代应用与研究五个方面系统收集、整理了近百个品种全国范围内二十年来的生产加工适宜技术。这些适宜技术多源于基层，简单实用、被老百姓广泛接受，且经过长期实践、能够充分利用土地或其他资源。一些适宜技术尤其适用于经济欠发达的偏远地区和生态脆弱区的中药材栽培，这些地方农民收入来源较少，适宜技术推广有助于该地区实现精准扶贫。一些适宜技术提供了中药材生产的机械化解决方案，或者解决珍稀濒危资源繁育问题，为中药资源绿色可持续发展提供技术支持。

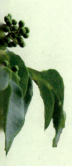

本套丛书以品种分册，参与编写的作者均为第四次全国中药资源普查中各省中药原料质量监测和技术服务中心的主任或一线专家、具有丰富种植经验的中药农业专家。在编写过程中，专家们查阅大量文献资料结合普查及自身经验，几经会议讨论，数易其稿。书稿完成后，我们又组织药用植物专家、农学家对书中所涉及植物分类检索表、农业病虫害及用药等内容进行审核确定，最终形成《中药材生产加工适宜技术》系列丛书。

在此，感谢各承担单位和审稿专家严谨、认真的工作，使得本套丛书最终付梓。希望本套丛书的出版，能对正在进行中药农业生产的地区及从业人员，有一些切实的参考价值；对规范和建立统一的中药材种植、采收、加工及检验的质量标准有一点实际的推动。

2017年11月24日

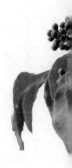

3

前　言

几千年来，国人运用中医药防病治病，积累了丰富的临床用药经验，形成了较完善的中医药理论体系。中药质量是保证中医实现临床疗效的关键。道地中药材是我国公认的优质中药材，它从选种、育苗、栽培、收获到加工成品，体现了人类充满智慧的劳动与自然环境的完美结合，人为因素对道地中药材品种的形成具有不可或缺的影响。中药材的生产技术是中药材道地性形成的重要环节，在中药材种植和产地加工生产中，人们发现对很多道地中药材而言，道地产区独特的栽培技术对中药材道地性的形成起着决定性的作用，也是道地中药材品质形成的关键要素之一。

川黄柏为芸香科（Rutaceae）植物黄皮树*Phellodendron chinense* Schneid.干燥树皮。川黄柏在我国已有2200多年的药用历史，黄柏原名"檗木"，始载于《神农本草经》，列为上品。1987年国家将川黄柏（黄皮树）纳入国家二级重点保护野生药材物种。据古今文献记载四川是川黄柏的道地产区。在国内川黄柏已有较长的栽培历史，在川黄柏的栽培过程中道地产区已形成了一套成熟的栽培技术。但在栽培和产地加工的方面仍存在着较大的问题，如1986—1990年，随着小檗碱市场的火爆，在巨大的经济利益的驱动下，川黄柏大量被砍，川黄

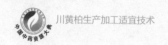

柏资源遭到了巨大的破坏；在川黄柏产地过去多采用先伐树后剥皮的办法，然后按长度82cm用刀横切皮层，再纵切一刀，依次剥下树皮、枝皮及根皮。现多采用环状剥皮再生新皮的方法，使植株再生新皮，几年后又可继续剥皮。这样既节约药材的成本，又可有效地保护川黄柏的药材资源。

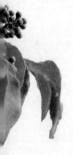

本书在对本草的考证、参考古今文献、走访农户及川黄柏加工企业和科学试验的基础上，从生物学特性、地理分布、生态适宜分布区域与适宜种植区域、种子种苗繁育、栽培技术、采收与产地加工技术、特色适宜技术、本草考证与道地沿革、药典标准、质量评价及现代研究与应用等方面对川黄柏进行概述，发掘和继承道地中药材川黄柏生产和产地加工技术，形成川黄柏优质标准化生产和产地加工技术规范，加大川黄柏生产加工适宜技术在各地区的推广应用。

在此首先衷心感谢中国中医科学院中药资源中心黄璐琦院士和各位专家、四川省中医药科学院领导对本书编写的大力支持；再次感谢对本书编制提供技术服务的专家们、川黄柏产区给予积极配合的农户和川黄柏加工企业们、不辞辛劳参加编写的同仁们。

由于本书内容涉及面广，疏漏与不妥之处在所难免，恳望广大读者提出宝贵意见，以便修订提高。

编者

2017年10月

目　录

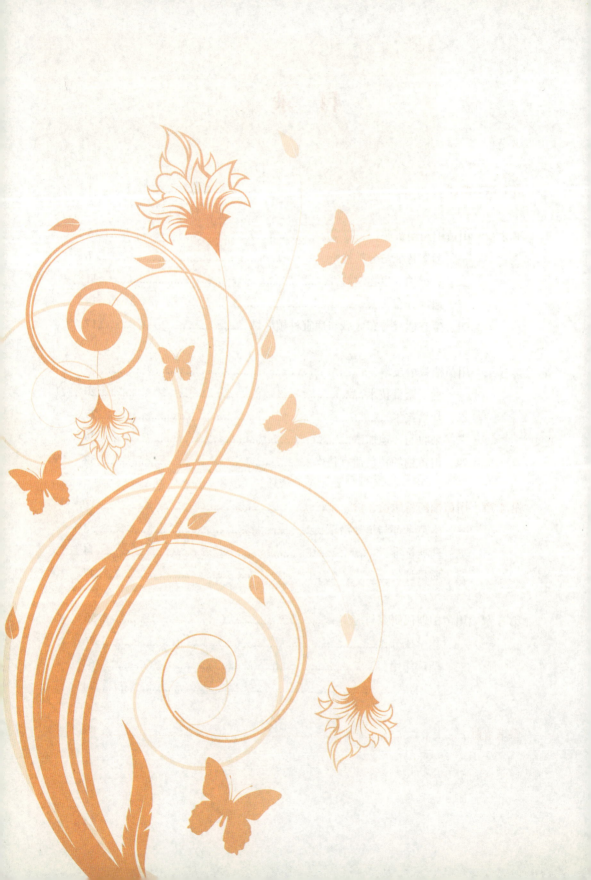

第1章

概　述

黄柏在我国已有2200多年的药用历史，黄柏原名"檗木"，又名灰皮柏，华黄柏，始载于《神农本草经》，列为上品。黄柏分为川黄柏和关黄柏两类，大致以吕梁山和黄河为界，以南者为川黄柏。从本草记载古时的檗木产地分布情况来看，其原植物应为现今的芸香科植物黄皮树Phellodendron chinense Schneid.。四川产黄柏自古公认为品质佳，所述"蜀中肉厚色深者为佳"，至今仍不失为外观质量的评价标准。历届药典记载的川黄柏原植物为黄皮树Phellodendron chinense Schneid.的干燥树皮，在川黄柏的商品市场上或地方习用品中川黄柏的变种秃叶黄皮树Phellodendron chinense Schneid. var. glabriusculum Schneid.、峨眉黄皮树Phellodendron chinense Schneid. var. omeinense Huang、云南黄皮树Phellodendron chinense Schneid. var. yunnanense Huang、镰刀叶黄皮树Phellodendron chinense Schneid. var. falcatum Huang的树皮也作川黄柏药用。

川黄柏属落叶乔木，喜温和湿润的气候，具有较强的耐寒、抗风能力，苗期稍能耐阴，成年适喜光照湿润，不适荫蔽，不耐干旱，怕涝，较为耐寒。常混生于稍荫蔽的山间河谷及溪流附近或老林及杂木林中。栽培生态环境要求海拔在500～1500m，年平均气温15～18℃，相对湿度81%，年降雨500～1000mm，最冷月均温-30～-5℃，最热月均温度20～28℃，无霜期100～180天。适宜栽于阳光充足、土层深厚肥沃的土壤中，在腐殖质含量多的土壤生长迅速，黏性重和瘠薄的土壤生长缓慢。

1986—1990年，随着黄连素市场的火爆，在巨大的经济利益的驱动下，川黄柏大量被砍，野生川黄柏面临濒危，现国内川黄柏药材主要来源于栽培资源。在国内川黄柏已有较长的栽培历史，在川黄柏的栽培过程中道地产区已形成了一套成熟的栽培技术。药材采收传统上采用先伐树后剥皮的办法，然后按长度82cm用刀横切皮层，再纵切一刀，依次剥下树皮、枝皮及根皮。现多采用环状剥皮再生新皮的方法，使植株再生新皮，几年后又可继续剥皮。产地加工主要采用将树皮晒到半干，压平，将粗皮刨净至显黄色，再用竹刷刷去刨下的皮屑，晒干的粗加工方式。其饮片和炮制品主要有川黄柏丝、酒黄柏、盐黄柏、黄柏炭等。川黄柏以干燥树皮入药，2005年版《中国药典》（一部）的方剂中含黄柏的共有36个，其中大部分也是以生品入药，如"小儿肝炎颗粒""小儿清热片""牛黄上清丸"等，计26个；盐制入药的有"大补阴丸""当归龙荟丸"等，计5个；酒制入药有"木香槟榔丸""白带丸""黄连上清丸"；清炒入药的有"二妙丸""三妙丸"，在临床上有广泛的应用。综合利用方面，日本已研制出以川黄柏叶、果为原料的化妆品和治疗便秘药品。川黄柏木材也可以作为上等家具、造船、航空工业用材。

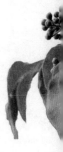

本书从生物学特性、地理分布、生态适宜分布区域与适宜种植区域、种子种苗繁育、栽培技术、采收与产地加工技术、特色适宜技术、本草考证与道地

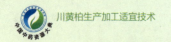

沿革、药典标准、质量评价及现代研究与应用等方面对川黄柏进行概述，发掘

和继承道地中药材川黄柏生产和产地加工技术，形成川黄柏优质标准化生产和

产地加工技术规范，加大川黄柏生产加工适宜技术在各地区的推广应用。

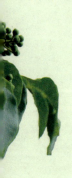

第2章

川黄柏药用资源

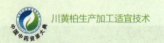

一、形态特征与分类检索

川黄柏为芸香科（Rutaceae）植物黄皮树*Phellodendron chinense* Schneid.
的干燥树皮。在川黄柏的商品市场上或地方习用品中川黄柏的变种秃叶黄皮
树*Phellodendron chinense* Schneid. var. *glabriusculum* Schneid.、峨眉黄皮树
Phellodendron chinense Schneid. var. *omeinense* Huang、云南黄皮树*Phellodendron
chinense* Schneid. var. *yunnanense* Huang、镰刀叶黄皮树*Phellodendron chinense*
Schneid. var. *falcatum* Huang的树皮也作川黄柏药用。

1. 黄檗属

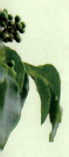

落叶乔木。叶对生，奇数羽状复叶，叶缘常有锯齿，仅齿缝处有较明显的
油点。花单性，雌雄异株，圆锥状聚伞花序，顶生；萼片、花瓣、雄蕊及心皮
均为5数；萼片基部合生，背面常被柔毛；花瓣覆瓦状排列，腹面脉上常被长
柔毛；雄蕊插生于细小的花盘基部四周，花药纵裂，背着，药隔顶端突尖，花
丝基部两侧或腹面常被长柔毛，退化雌蕊短小，5叉裂，裂瓣基部密被毛；雌
花的退化雄蕊鳞片状，子房5室，每室有胚珠2颗，花柱短，柱头头状。有黏胶
质液的核果，蓝黑色，近圆球形，有小核4～10个；种子卵状椭圆形，种皮黑
色，骨质，胚乳薄，肉质，子叶扁平，胚直立。

2. 川黄柏

落叶乔木，高12～20m。树高达15m。成年树有厚而纵裂的木栓层，内皮黄色，小枝粗壮，暗紫红色，无毛。叶轴及叶柄粗壮，通常密被褐锈色或棕色柔毛，有小叶7～15片，小叶纸质，长圆状披针形或卵状椭圆形，长8～15cm，宽3.5～6cm，顶部短尖至渐尖，基部阔楔形至圆形。两侧通常略不对称，边全缘或浅波浪状，叶背密被长柔毛或至少在叶脉上被毛，叶面中脉有短毛或嫩叶被疏短毛；小叶柄长1～3mm，被毛。花序顶生，花通常密集，花序轴粗壮，密被短柔毛。果多数密集成团，果的顶部略狭窄的椭圆形或近圆球形，直径约1cm或大的达1.5cm，蓝黑色，有分核5～8（10）个；种子5～8，很少10粒，长6～7mm，厚5～4mm，一端微尖，有细网纹。花期5～6月，果期9～11月（图2-1至图2-3）。

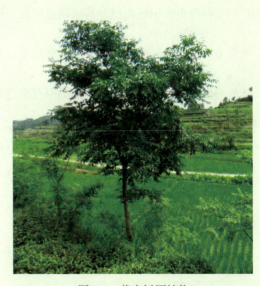
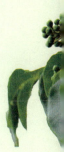

图2-1　黄皮树原植物

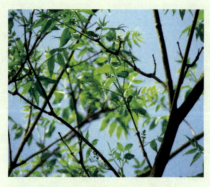
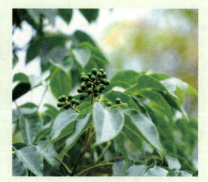

图2-2　黄皮树的花　　　　　　　　图2-3　黄皮树的果

3. 秃叶黄皮树

变种与川黄柏甚相似，其区别点仅在于被毛，本变种之叶轴、叶柄及小叶柄无毛或被疏毛，小叶叶面仅中脉有短毛，有时嫩叶叶面有疏短毛，叶背沿中脉两侧被疏少柔毛，有时几乎无毛但有棕色甚细小的鳞片状体；果序上的果通常较疏散。花果期同前。树皮较薄，树高约15m的树皮厚3～4mm。木材淡黄白色，纹理直，结构细致，质坚实而稍轻。

4. 峨眉黄皮树

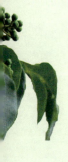

本变种与川黄柏甚相似。毛被，本变种之叶轴、叶柄及小叶柄无毛或被疏毛，小叶片卵状长圆形至长圆形，先端渐狭渐尖，基部圆形或宽楔形，长7～11cm，宽3～4.5cm，通常两面无毛，小叶叶面仅中脉有短毛，有时嫩叶叶面有疏短毛，叶背沿中脉两侧被疏少柔毛，有时几乎无毛但有棕色甚细小的鳞片状体；花序较大且疏散，果轴及果枝细瘦，果序上的果较多，果序上的果通

常较疏散。花果期同前。

5. 云南黄皮树

本变种与川黄柏的区别点在于叶轴和叶柄无毛，小叶片卵形至长圆形，长6～8.5cm，宽3～4.5cm，先端渐尖或短渐尖，基部圆形或斜的宽楔形，两面无毛。花序大而疏散。果梗粗大，结果多。

6. 镰刀叶黄皮树

本变种与川黄柏的区别在于叶轴和叶柄略被毛，小叶片呈镰刀状披针形，长7～10cm，宽2.5～4cm，基部楔形或短尖，叶片表面无毛，背面在中脉和侧脉上被稀疏柔毛，核果倒卵状长圆形。

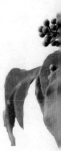

黄檗属植物分类检索表

1　树皮深纵裂，具厚木栓层。

　　3　叶背沿脉或基部及轴密生长柔毛，花粉球形 ·······································

　　　　··· 毛叶黄檗（*Phellodendron amurense* Rupr. var. *molle*（Nakai）S. X. Li）

　2　叶两面全部无毛。

　　3　枝条及树干髓心黄褐色，无臭味，花粉长球形 ·····································

　　　　······························ 黄檗（*Phellodendron amurense* Rupr.）

　　3　枝条及树干髓心深褐色，有臭味 ···

　　　　········· 胡菠萝（*Phellodendron amurense* Rupr. var. Xglen. S. Q. Nie et Li）

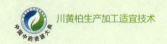

1 树皮无加厚的木栓层，成长的小叶片通常两面被毛。

4 小叶呈镰刀状披针形 ···

············· 镰刀黄皮树（*Phellodendron chinense* Schneid. var. *falcatum* Huang）

4 小叶不呈镰刀状披针形。

5 叶轴被毛，小叶在表面中脉上被毛。

6 小叶片背面全部密生长柔毛 ·······························

······································· 黄皮树（*Phellodendron chinense* Schneid.）

6 小叶片背面仅中脉被柔毛 ·······························

·········秃叶黄皮树（*Phellodendron chinense* Schneid. var. *glabriusculum*

Schneid .）

5 叶轴被毛，小叶片在中脉通常无毛。

7 小叶片卵状长圆形至长圆形，先端渐狭渐尖 ··············

············· 峨眉黄皮树（*Phellodendron chinense* Schneid. var. *omeinense*

Huang）

7 小叶片卵形至长圆形，先端渐狭渐尖 ·······················

·········云南黄皮树（*Phellodendron chinense* Schneid. var. *yunnanense*

Huang）

二、川黄柏的生物学特性

1. 生物学特性

黄柏的幼树生长较为缓慢，一年生幼树株高40～75cm，10年后进入旺盛生长期。黄柏枝条萌发能力较强，根部萌生能力也强，耐砍伐。冬季采伐的黄柏树桩于翌年春季即可萌生出新的枝条，年生长量0.5～1.5m。黄柏的木栓形成，因树龄和立地条件差异较大，有些个体幼树即有木栓，也有的个体15年以后才产生木栓。生长在山腹部的黄柏木栓生长速度和厚度明显高于山坡上部和下部。如同为十三年生的黄柏，生长了12年的栓皮，山上、山腹、山下的黄柏木栓厚度分别为8、11、10mm。黄皮树的种子、根等生长习性与黄檗较相似，但黄皮树主枝萌发力较弱，一般情况下，砍后的黄皮树树桩萌发的新枝容易死亡。而侧枝萌生力较强，萌生出的新枝生长势较强，繁殖快，当年可长达70cm，翌春枝端二叉分枝，如此进行二歧式分枝，3年可达135cm，5年可达210cm。成年树上的繁殖枝，每年增长14～22cm；枝端开花结果后，翌年于侧芽对生分枝，3年枝长仅为52cm。

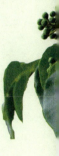

黄柏为速生树种，幼苗1～2年就可以出圃，5年后开花结果，15年可成材剥皮。黄柏以有性繁殖为主，黄柏种子具有浅休眠特性，通过低温层积处理可以提高黄柏种子的发芽率，但生产上可以通过播期调节来打破休眠，无须经过

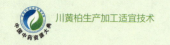

低温层积处理，繁殖较容易。川黄柏为深根性树种，植株萌发能力强，伐后可萌发更新。

2. 生长环境条件

川黄柏喜温和湿润的气候，具有较强的耐寒、抗风能力，苗期稍能耐阴，成年后喜光照湿润，不适荫蔽，不耐干旱，怕涝，较为耐寒。常混生于稍荫蔽的山间河谷及溪流附近或老林及杂木林中。海拔要求在500～1500m，年平均气温15～18℃，相对湿度81%，年降雨量500～1000mm，最冷月均温–30～–5℃，最热月均温度20～28℃，无霜期100～180天。适宜于阳光充足、土层深厚肥沃的土壤，在腐殖质含量多的土壤生长迅速，黏性重和瘠薄的土壤生长缓慢。

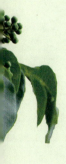

（1）海拔　黄皮树的垂直分布在1500～2000m，高、低山地均可生长，因其喜阴，多生长在避风而稍有荫蔽的山间河谷及溪流附近，且喜混生在杂木林中；在海拔1200～1500m的山区气候较湿润的地方生长较快，而在强烈日照及空旷环境下生长不良。

（2）土壤　土壤状况直接影响黄柏的产量与质量。喜土层深厚、排水良好的腐殖质土、森林棕壤土和森林灰化土，在黏土和沼泽土等排水不好、透气性差的土壤中生长不良。以肥沃、松软、潮湿的腐殖质土及砂质壤土为佳。

（3）光照、温度和湿度　川黄柏属阳性树种，野生资源多分布在温带、暖温带山地，耐寒能力较强；生于阔叶混交林中，少数生于针阔叶混交林中，苗期喜荫蔽，成年树喜光照、湿润，不宜荫蔽，不耐干旱，在河谷两侧及山体下部湿润肥沃的森林棕壤土中生长良好，在干旱瘠薄的山谷或黏土层上虽有分布，但生长发育不良；年平均气温16～17.5℃，平均日照1200～1500小时，≥10℃年积温4500～5500℃，无霜期260～300天，年降水量为1400～1800mm。土壤含水量以25%～30%为佳。

3. 生长发育

黄皮树苗木一年的生长发育过程划分为：出苗期、伸长期、展叶期、越冬期4个物候期。出苗期是指植株从越冬状态恢复生长并进行快速发芽出苗的时期，也称为芽开放期；伸长期是指植株茎快速生长时期；展叶期是指植株叶生长的关键时期，时间基本与伸长期同季，是黄皮树的营养生长高峰期；越冬期是指植株在冬季停滞生长的一个过渡期，衔接前后两年植株的生长发育时期。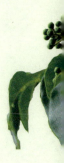

黄慧茵2008年1月至2009年1月间就湘西土家族苗族自治州森林生态研究实验站的黄皮树幼苗植株生长发育动态变化过程进行平行观测。将川黄柏苗期物候期划分为以下4个物候期：①出苗期：4月中旬至5月中旬，其中盛苗期为5月上旬至5月中旬；②伸长期：5月中旬至6月下旬，其中盛长期为5月下旬至6月中旬；③展叶期：4月中旬至6月下旬，其中盛叶期为5月下旬至6月下旬；④越冬期：11月下旬至翌年3月。

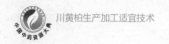
三、地理分布

1. 产地分布

川黄柏主要分布在秦岭以南各地,野生黄柏资源很少。目前,黄柏资源主要为人工栽培。黄皮树和秃叶黄皮树垂直分布于海拔900～2000m的低中山及丘陵区,习生较冷凉、荫蔽的坡地,峨眉黄皮树垂直分布于海拔400～1100m低山丘陵区较温暖、向阳的山地。黄皮树主要分布于贵州、四川、湖北和云南,湖南、甘肃、广西、广东、安徽、浙江和福建也有少量分布。主产于贵州湄潭、剑河、务川、印江、凤冈、赫章、镇远;重庆巫溪、城口、秀山;四川灌县、叙永、马边。此外,四川古蔺、彭县、大邑、夹江、广元、青川、旺苍、平武、云阳、达县、白沙、万源、通县;陕西紫阳、镇巴、南郑;湖北鹤峰、神农架、巴东、利川、恩施、五峰、建始;贵州遵义、道真、赤水、沿河、桐梓、织金、正安;湖南龙山、安化、慈利、绥宁、保靖;广西蒙山、资源、融水、全州已有大面积种植。

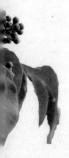

野生资源分布于四川平武、茂县、宝兴、雅安、美姑一线以东的盆地边缘山地,栽培资源主要分布于四川盆地边缘山区各县市(占60%),川西丘陵(占30%)和川西南山地(占10%),如都江堰、彭州、邛崃、泸州、马边、绵阳、南充、大邑、夹江、广元、青川、旺苍、平武、荥经、通江、巴中、达

州、峨眉、洪雅、宜宾等。另外重庆的巫溪、城口，陕西紫阳、镇巴，湖北鹤峰、神农架，湖南龙山、安化，广西蒙山均有分布。

传统黄柏以利用野生资源为主，黄柏种植发展始于20世纪50年代，为农户自行种植。20世纪70年代以来才开始大面积营造人工林，80年代初期和中期大量发展。据统计，1965—1985年，四川累计种植黄柏3.33万公顷，蕴藏量约3000吨。90年代初，全国开始大面积种植黄柏，黄柏产业进入第二次发展高峰，除农户外，专业大户、民营企业开始租赁荒山建立黄柏种植基地，在四川内形成具有明显区域特色的规模化的黄柏产区。10年来，其产量占全国黄柏总产量的60%～70%，马边、叙永、都江堰、南川、万源、通江、旺苍、青川、大邑、彭县、洪雅、古蔺、雅安、乐山、武隆、丰都、峨眉、宝兴、青川一带均有种植，其中以荥经县（雅安市）产量最大，现有黄柏4666.7hm^2，已成为当地的支柱产业和农户收入的重要来源。据四川省中药现代化科技产业（四川）基地办公室不完全统计，2002年四川全省黄柏种植面积达2.67万公顷。

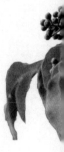

2. 产地变迁

川黄柏在我国已有2200多年的药用历史，黄柏原名"檗木"，始载于《神农本草经》，列为上品。

2005年版《中国药典》（一部）收载，川黄柏分布于浙江、江西、湖北、

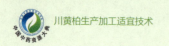

湖南、广西、陕西、甘肃、四川、贵州、云南等，以四川、贵州产量大，质量最佳。

《中药大辞典》记载："川黄柏主产于四川、湖北、贵州、云南、陕西、广西等地。"

《中国药材学》记载："黄皮树分布于四川、湖北、湖南、云南、贵州、陕西、江西、浙江、广西等地，生于山沟杂木林中，有栽培。秃叶黄皮树，分布于四川、湖北、陕西等地，有栽培。"

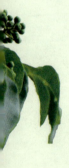

《金世元中药材传统鉴别经验》记载："川黄柏产于重庆巫溪、城口、武隆、秀山，四川都江堰、叙永、马边、广元、青川、平武，贵州湄潭、剑河、务川、印江、赫章，陕西紫阳、镇巴，湖北鹤峰、神农架、巴东、利川等地。"

《中药志》记载："川黄柏主产于四川盆地边缘山区各县市，以雅安（荥经）、绵阳、巴中（通江、南江）、乐山（洪雅）等地产量最大。"

《四川中药志》记载："主产于南川、武隆、丰都、峨眉、宝兴、灌县、青川等地，其余大部分县亦有栽培。"

《全国中草药汇编》记载："川黄柏为商品黄柏中之佳品，其产量亦大，主产于湖北、四川、云南、贵州等省。"

《中华本草》记载："生于杂木林中，分布于陕西南部、浙江、江西、湖北、四川、贵州、云南、广西等地。"

　　《杜仲、厚朴、黄柏高效栽培技术》记载："黄柏分布在我国四川、贵州、湖北、湖南、广东、浙江、福建、陕西等省。四川的巫溪、城口、都江堰、秀山、叙永等地以及贵州的务川、印江、湄潭、赫章、凤岗等地，其中都江堰的野生黄柏资源已达到1万～5万吨。陕西的镇巴、紫阳、汉中、南郑、商州，湖北神农架、巴东、竹山、竹溪、施恩，湖南的龙山、保靖、安化，广西蒙山、全州都有较多的分布。目前，四川、陕西、湖南、广西、贵州都用栽培。秃叶黄皮树主要分布在秦岭以南的陕西部分地区以及湖北、湖南、贵州、四川和广西等地；峨眉黄皮树分布在四川中部以西；云南黄皮树分布在云南东南部；镰刀叶黄皮树分布在云南东北以及四川的凉山。此外，东北的长白山区还分布有毛叶黄菠萝、胡菠萝等，这几种黄皮树均可入药，但其药效与黄皮树和黄檗均有较大差异。"

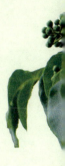

四、生态适宜分布区域与适宜种植区域

　　川黄柏在四川全省多县市均有分布，以四川盆地边缘山区及盆地中央丘陵平原区的中低山地区为适宜区。如都江堰、彭州、邛崃、马边、绵阳、南充、大邑、夹江、广元、巴中、峨眉、洪雅等地。这些区域自然环境和气候特点加之植被类型等多样性，适宜于川黄柏的生长发育。在这些地区不仅有川黄柏的野生资源，而且有较长的栽培种植历史。重庆的巫溪、城口，陕西的紫阳、镇

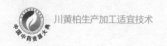

巴，湖北的鹤峰、神农架，湖南的龙山、安化，广西的蒙山等地均适宜其生长。

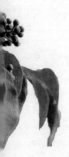

四川的荥经县位于四川盆地西部边缘、雅安市中部，亚热带季风气候，气候温和，四季分明，雨量充沛；年均气温15.2℃，年均日照886.6小时，年均降雨量1133.1mm。无霜期293天，适宜川黄柏的生长。在荥经民间便有种植黄柏的习惯。据《荥经县志》乾隆版（1746年）《风土志·物产》载"物产难尽述今举其知者，且有关民生日用，故载之。"药属所记28种药材，黄柏列第二。1928年县志中亦有关于黄柏的记载，主要为野生，少数零星栽培。解放初期，年收购黄柏30吨。20世纪80年代初期，全县掀起种植黄柏的热潮，之后黄柏种植量逐年增加，至90年代中期，黄柏达300万株，年收购黄柏350吨左右。该县产的小檗碱和黄柏碱的含量均较高，是川黄柏的适宜栽种区域。2001年，荥经县采用"公司+农户"的模式。两年来公司共种植黄柏150万株，面积566hm²。其中公司以荒山转让的方式建立示范基地200hm²，种植黄柏60万株。

四川洪雅县地处四川盆地西南边缘，洪雅县属中亚热带湿润气候，年降雨量1435.5mm，（1971—2000年）年日照1006.1小时，年无霜期307天，年平均气温16.6℃。森林覆盖率27.8%，西南部为原始森林。洪雅林场有8年龄的黄柏林约66hm²，高庙和赵河两乡有10年龄林约66hm²。此产地的川黄柏的综合质量较好。

第3章

川黄柏栽培技术

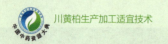

一、种子繁育技术

（一）选地整地

圃地应选择地势较平坦、无污染、土壤疏松肥沃、避风、无强光照射、避免积水且有水源的东南坡向缓坡地段，坡上端或四周有乔木植物为佳。深翻20～25cm，每亩用生石灰75kg加硫酸铜配成波尔多液消毒杀虫。每亩施有机肥2000～3000kg，过磷酸钙25～30kg，耙细整平。开厢做床，床宽1～1.5m，床高20cm，四周开好排水沟。

（二）育种技术

1. 分根繁殖

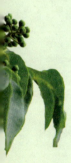

在休眠期间，选择直径1cm左右的嫩根，窖藏至翌年春解冻后取出，截成15～20cm的小段，斜插于土中，上端不能露出地面，插后浇水，也可随刨随插。1年后即可成苗移栽。

2. 种子繁殖

播种以春播为宜，一般在3月上中旬，播前用40℃温水浸种1天，然后进行低温或冷冻层积处理50～60天，待种子裂口后，按行距30cm开沟条播。播后覆土，刨平稍加镇压、浇水。秋播在11～12月进行，播前20天湿润种子至种皮变软后播种。每亩用种2～3kg，一般4～5月出苗。播后覆盖火土灰和细土，厚

1～2cm，畦面再盖草保温保湿。播种后当天搭建荫棚，棚高1.0～1.9m，用稻草帘或遮阳网遮阴约50天，幼苗陆续出土，齐苗后揭去盖草，进行苗期管理。冬播与春播相同，荫棚应在入春前搭好。

（三）苗圃管理

1. 间苗、定苗

种子播种后，苗齐后应拔除弱苗和过密苗。一般在苗高7～10cm时，按株距3～4cm间苗，苗高17～20cm时，按株距7～10cm定苗。

2. 施肥

（1）施肥原则

①以有机肥为主，化肥为辅。人畜粪尿、饼肥等农家肥养分含量高，肥效持久，而且能够改良土壤，应作为主要肥源，但在使用前必须经过充分的腐熟分解。

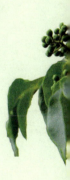

②以施底肥为主，追肥为辅。播种或种植前，结合土壤耕翻施入肥效迟缓而持久的有机肥，可以有效地改良土壤，供给川黄柏整个生长发育所需的养分，故以施底肥为主。底肥一般用量较大，采用撒播、条播等，结合耕翻使肥料与土壤充分混合。但是，由于底肥不可能充分而及时地满足川黄柏每个生长阶段的需要，因此需要用人畜粪尿、化肥、饼肥等进行追肥（浇灌、开沟、穴深施）。

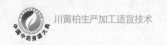

③根据不同的生长期施肥。幼苗期需肥量虽小，但壮苗肥必不可少，出苗后一般施1次稀释后的人粪尿，化肥则以氮肥为主；成苗发育盛期需肥量大，施肥浓度宜高，可适当增加磷、钾速效肥。

④根据土壤情况施肥。黄柏适宜种在砂质壤土上，由于其保水保肥能力差，应多施、晚施、深施有机肥和速效肥。

⑤根据气候条件施肥。气候会影响土壤养分的变化和植物吸收养分的能力。在低温少雨季节或地区，有机肥料分解缓慢，应施充分腐熟的有机肥料和速效的无机肥料，并适当早施；在高温多雨季节或地区，肥料分解快，可施用半腐熟的有机肥料，而且不可过早施入。土壤干旱时，植物吸收养分的能力较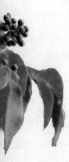低，施肥必须结合灌溉或用肥水浇灌。雨水过多时，土壤养分易流失，故雨天不宜施肥，以免降低肥效；晴天可多施，尤其是氮肥。

（2）施肥次数和施肥量　结合间苗中耕除草应追肥2～3次，每次每公顷施人畜粪水30～45吨，夏季在封行前也可追施一次。定植后，于每年入冬前施1次农家肥，每株施10～15kg。

3. 中耕除草

一般在播种后至出苗前，除草1次，出苗后至封行前，中耕除草2次。定植当年和其后2年内，每年夏秋两季，应中耕除草2～3次，3～4年后，树已长大，只需每隔2～3年，在夏季中耕除草1次，疏松土层，并将杂草翻入土内。

4. 排灌水

播种后出苗期间和定植半个月内，应经常浇水，以保持土壤湿润，夏季高温也应及时浇水降温，以利幼苗生长。封行后，可适当少浇或不浇。多雨积水时应及时排水，以防烂根。

5. 整形与修剪

川黄柏树体高大，枝干挺拔，干性强，生长势强，修剪与整形一定要严格按照其生理和生物学特征进行。黄皮树的侧枝萌发力较强，成枝力强，每年修剪1次。可在冬天进行直到芽体萌动之前。修剪的方法和过程比较简单，修剪量也较小，但须根据栽培目的进行修剪。若以采皮为主要目的，应适当修剪侧枝，疏除过密的侧枝及内膛的枯死枝、细弱枝、病残枝，以促进树干及主枝的健壮生长。为了培育大树，还可以进行适当砍伐。在幼树期间，可采取剪截的办法，促其分枝，保留4级以下分枝势力，迅速扩大树冠，增加光合面积，彻底疏除4级以上的分枝，巩固主枝生长势。

在幼树定植2年后，距地面60~80cm定干，截去主干的顶端，待春季发芽后，选择3~5个强枝培养成主枝，将其余枝剪去；每年修剪2次，分别在3月中旬和11月中旬进行。成年树每年11月上旬修剪1次，应根据主枝生长势的强弱适当进行修剪，一般需要剪去主枝的1/3。

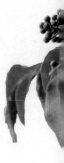

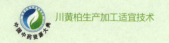
（四）出圃定植

黄皮树出圃时间一般为当年10月至次年3月初，出圃的最后期限是黄皮树苗萌芽前。优质黄皮树苗的根系几乎布满苗床，并集中分布在10～25cm深的土层中。起苗要求：少伤根，尽量保留侧根和须根，减少茎干的机械伤害。起苗关键：起苗时，应按行取苗，以两行中间为界，从一端挖取到另一端，挖土深度应为25～30cm；如果土壤过干，应在取苗前一天灌水。以上措施可有效减少伤根和断根。苗木按50株分级捆扎计数。

黄皮树育苗1～2年后当苗高40～70cm时，根茎直径8～12cm，主根长30cm左右时即可进行移栽定植。时间在冬季落叶后至翌年新芽萌动前，将幼苗带土挖出，如损伤根皮，可将损伤处剪去，剪去根部下端过长部分，每窝栽1株，填土一半时，将树苗轻轻往上提，使根部舒展后再填土至平，踏实，浇水。

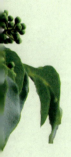

（五）假植

若苗木不能及时栽植，必须假植。选择背风、背阴之处，挖假植沟，将成捆苗木斜置沟内，覆土至苗木的1/2或2/3，再覆盖薄膜保湿。假植时间越长，覆土越深。假植后定时检查土壤干湿情况。

（六）病虫害防治

1. 病害

（1）锈病　主要危害叶片。发病初期叶片上出现黄绿色近圆形斑，边缘有不明显的小点。发病后期叶背成橙黄色微突起小疱斑，使叶片上病斑增多以致叶片枯死。5～6月发生。防治方法：及时清除枯枝病叶，减少病菌。发病初期用敌锈钠400倍液或25%粉锈宁700倍液喷雾、波美0.2～0.3度石硫合剂，每隔7～10天喷1次，连续喷2～3次。

（2）轮纹病　发病初期叶片上出现近圆形病斑，直径4～12mm，暗褐色，有轮纹，后期上生小黑点，即病原菌的分生孢子器。病菌在病枯叶上越冬，翌春条件适宜时，分生孢子随气流传播引起侵染。防治方法：在1～3年幼苗期，喷施波尔多液、甲基托布津、代森锌等防治。秋末清洁园地，集中处理病株残体。

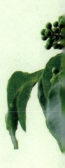

（3）褐斑病　发病期叶片上病斑圆形，直径1～3mm，灰褐色，边缘明显，为暗褐色，病斑两面均生淡黑色霉状物，即病原菌的子实体。病菌以菌丝体在病枯叶中越冬，翌春条件适宜时，分生孢子随气流传播引起侵染，病斑上产生的大量分生孢子借风雨传播，不断地引起再侵染。防治方法：在1～3年幼苗期，喷施波尔多液、甲基托布津、代森锌等防治。秋末清洁园地，集中处理病株残体。

（4）白霉病　发病时叶片正面病斑褐色，多角形或不规则形，背面生白色霉状物，即病原菌的子实体。防治方法：主要是1～3年幼树，病情严重时，可喷施杀真菌剂。

（5）斑枯病　发病时叶片上病斑褐色，多角形，直径为1～3mm，后期病

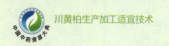

斑上长出小黑点，即病原菌的分生孢子器。防治方法：同轮纹病防治方法。

2. 虫害

（1）花椒凤蝶　5～8月发生，为害幼苗叶片。防治方法：利用天敌，如寄生蜂抑制凤蝶发生；在幼龄期，用90%敌百虫800倍液或Bt乳剂300倍液喷施。

（2）活蝓　以成虫、幼体舔食叶、茎和幼芽。发生期用毒瓜皮或蔬菜诱杀，喷施1%～3%石灰水。

（3）地老虎　施用的粪肥要充分腐熟，最好用高温堆肥。防治方法：灯光诱杀成虫，即在田间用黑灯光或马灯、电灯进行诱杀，灯下放置盛虫的容器，内装适量的水，水中滴少许煤油即可。

（4）蚜虫　又名腻虫、蜜虫，属同翅目蚜科。以成虫、若虫吸食茎叶汁液，严重者造成茎叶发黄。防治方法：①冬季清园，将枯枝和落叶深埋或烧毁；②发生期喷40%乐果乳油1500～2000倍液，或80%敌敌畏乳油1500倍液，或50%杀螟松1000～2000倍液，每7～10天1次，连续数次。

（七）种子采收及加工

选择生长健壮、无病虫害的成年树作采种母株。10～11月霜降后至立冬前，果实由青绿色变为紫黑色时采集果实。

果实采收后应及时作处理：堆放于屋角或木桶内，盖上席子或稻草，堆放10～15天，待果皮果肉腐烂后，搓擦脱粒，水中淘洗去果皮、果肉。捞出种子晒干，贮藏于麻袋中备用。若翌年春季播种，则应将新鲜种子与含水量20%的湿沙混合，埋入地下到春季时取出播种。

二、栽培技术

（一）选地整地

黄柏为阳性树种，山区、平原均可种植，但以土层深厚、便于排灌、腐殖质含量较高的土壤为佳，零星种植可在沟边路旁、房前屋后、土壤比较肥沃、潮湿的地方种植。在选好的地上，按窝距3～4m开窝，窝深30～60cm、行距80cm，每窝施农家肥5～10kg作底肥。育苗地则宜选地势比较平坦、排灌方便、肥沃湿润的地方，每亩施农家肥3000kg作基肥，深翻20～25cm，耙细整平后，作1.2～1.5m宽的畦。

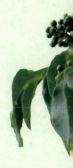

（二）播种

1. 种子繁殖

生产上均采用种子育苗移栽。播种以春播为宜，一般在3月上中旬，播前用40℃温水浸种1天，然后进行低温或冷冻层积处理50～60天，待种子裂口后，按行距30cm开沟条播。播后覆土，刨平稍加镇压、浇水。秋播在11～12月进行，播前20天湿润种子至种皮变软后播种。每亩用种2～3kg。播种后用细堆肥或细土混合盖种，厚1.7～3cm，稍加整压、浇水，再用稻草覆盖或地面

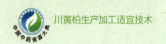
培土3～4cm，以保持土壤湿润、在种子发芽未出土前除去覆盖物，以利出苗，40～50天出苗。一般4～5月出苗。黄皮树育苗1～2年后当苗高40～70cm时，根茎直径8～12cm，主根长30cm左右时即可进行移栽定植。

2. 扦插繁殖

扦插期为6～8月高温多雨季节，选取健壮枝条，剪成15～18cm，斜插于苗床，经常浇水，保持一定温度，培育至第二年秋冬季移栽。

3. 分根繁殖

于黄柏休眠期选刨手指粗的嫩根，截成16.5～19.8cm长的小段，斜埋于选好的地方，也可以窖藏至翌春解冻后栽植（埋时不能露出地面），栽后浇水，1个月后发芽出苗。1年后移栽。

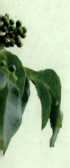

4. 萌芽更新育苗

大树砍伐后，树根周围萌生许多嫩枝，可培土，使其生根后截离母树，进行移栽。

（三）田间管理

1. 中耕除草、追肥、排灌水

方法同"种子繁育技术"章节的中耕除草、施肥、排灌水。

2. 间伐

成林后根据黄柏林的密度，分期间伐，直至最后成为密度适宜的成林。

（四）病虫害防治

方法同"种子繁育技术"章节的病害。

三、采收与产地加工

（一）采收时间

川黄柏药用树皮，不包括1mm以下的细枝皮和根皮，而使用厚1mm以上的主干及枝干皮。川黄柏定植15～20年采收，立夏至夏至之间，这时树身水分和养分较充足，形成层分生活跃，易于剥皮，且质量较好。

（二）采收方法

1. 砍伐

先将树砍倒，刮去外层粗皮，再按商品规格需要的长度横切皮层，并在两横切的环间纵切一刀，依次剥下树皮、枝皮及根皮。

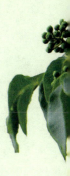

2. 环剥

在适宜的环剥季节和天气情况下，以夏初阴天为宜，选择长势旺盛、枝叶繁茂的树进行环剥，先用利刀在树干枝下15cm处横割一圈，并按商品规格需要向下再横割一圈，在两环切口间垂直向下纵割一刀，切口斜度以15°～60°为宜，深度以不伤及形成层和木质部为宜。然后用竹刀在纵横切口交界处撬起树皮，向两边均匀撕剥，在剥皮过程中要注意手勿接触剥面，以防病菌感染而影响新

29

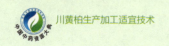

皮的形成。如法剥皮，直至离地面15cm处。树皮剥下后，用10ppm吲哚乙酸溶液、10ppm 2，4–D或用10ppm萘乙酸加10ppm赤霉素溶液喷在创面上，以加速新皮形成的速度，并用塑料薄膜包裹，包裹时应上紧下松，利于雨水排除，并减少薄膜与木质部的接触面积，以后每隔1周松开薄膜1次，当剥皮处由乳白色变为浅褐色时，可剥除薄膜，让其正常生长。

（三）加工及炮制

将树皮晒到半干，压平，将粗皮刨净至显黄色，再用竹刷刷去刨下的皮屑，晒干即可。

（1）炒黄柏　取净黄柏丝，置锅内，用文火炒至微焦，取出放凉。

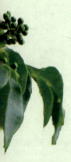

（2）盐炒黄柏　取净黄柏丝，用盐水拌匀，闷润至尽，置锅内，用文火炒干，取出放凉。

（3）酒炒黄柏　取净黄柏丝，用黄酒拌匀，闷润至尽，置锅内，用文火炒干，取出放凉。

（4）黄柏炭　取净黄柏丝，置热锅内，用武火炒至表面焦黑色，内部焦褐色，喷淋清水少许，灭尽火星，取出，晾干，凉透。

（四）川黄柏炮制历史沿革

黄柏的炮制最早见于晋代葛洪的《肘后备急方》。要求"细锉"后用。南北朝时期的《雷公炮制论》中有"凡使，用刀削上粗皮了，用生蜜水浸半日，令蜜尽为度。凡修事五两，用蜜三两"的记载。唐代孙思邈对其进行了发展，创立了"切""微炒""炙""蜜炙令焦""酒柏"等方法。同一朝代的王焘、孟诜也分别提出了"削去上皮取里好外薄斜削"和"醋渍含之"的炮制方法。宋代除沿袭了上述方法外，增加了大量的辅料制法，其中以蜜炙法为最多，形成了这一时期辅料炮制黄柏的主体。首次采用了两种辅料（盐、酒）同制及"鸡子清涂炙""猪胆（汁）炙""葱汁拌炒干""盐水炒"等方法。值得注意的是，此时对炮制黄柏所用的火候及炮制程度也提出了较详细的要求，如"酒炒黑""烧存性""文武火炙、令蜜尽为度""炙令黑焦""炒黑"等。至金元时期，对黄柏的炮制要求更为普遍和详细，并且多为辅料制法，又以酒制（酒洗、酒浸、酒洗焙、酒炒）、蜜炙（蜜炒、蜜润日曝蜜炙）法为主。新提出的方法还有"新瓦上炒赤""炒成灰"等。明代对黄柏的炮制在继承了宋金元时期方法的同时，增加了"人乳炒""童便炒""酒淬""姜制""童便浸""童便浸蒸"及3种或3种以上辅料共制的方法，如"醇酒盐汤童尿各浸二日""酒蜜汤盐水童尿浸洗"等。在"盐制入肾"理论的指导下，现代最常用的盐水炒在这一时期得到了广泛应用。另外，这时对黄柏炒制的程度要求非常详细，如楼英的《医学纲目》中就有炒、炒焦、炒赤、炒成灰之分，还有"炒黑""炒褐"之别。清代仍以蜜炙、盐制、酒制法为主，而多种辅料混合炮制已不多见。新增的方法有"米泔浸透炙干切研""火煅""附子汁制""秋石水浸炒""醋

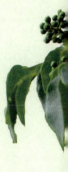

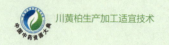
制""煨""猪胆涂炙"等。

（五）包装、贮藏、运输

1. 包装

将晒干的黄柏皮按100kg打包成捆用无毒无污染材料包装。在包装上注明品名、规格、等级、毛重、净重、生产者、产地、生产日期或批号，并附执行标准及检验合格证等。

2. 贮藏

将包装后的药材置于干燥通风卫生的场所贮藏。

3. 运输

药材批量运输中严禁与有毒货物混装，运输车厢不得有油污。

四、川黄柏的特色适宜技术

（一）现代环剥技术树皮再生技术

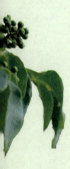

环剥（环割）剥去一圈树皮（韧皮部）而保留树干（木质部）。当剥皮处由乳白色变为浅褐色时，可剥除薄膜，让其正常生长，但再生的树皮质量和产量不如第一次剥取树皮。如叶萌从2002年至2006年，在四川省黄柏栽培现状调查以及实施规范化种植研究的基础上，针对剥皮再生的理论问题和现实问题，设立四川的荥经、雅安、洪雅、沐川、大邑5县（市）为研究区，以发育生物学为理论指导，采用定位观察法、光镜和电镜技术、^{14}C同位素示踪技术、现代光合测定技术、叶绿素荧光动力学技术、HPLC法研究了黄柏剥皮后新皮的形态发生和组织发生过程、剥皮对同化物在树冠的分配以及在新生韧皮部的运输、剥皮对光合特性和叶绿素荧光的影响、剥皮对生长和性能的影响以及影响黄柏剥皮再生的因素，旨在完善植物再生理论，揭示林木剥皮再生机制，构建剥皮再生技术体系并应用于生产。结果表明：①荥经、雅安、洪雅、沐川、大邑5个黄柏主产区的剥皮成活率均在80%以上，沐川的成活率最高达88.7%，雅安最低仅50.0%，造成雅安和沐川黄柏成活率差异的主要原因是管理水平。雅安黄柏栽植后未进行修枝、施肥等管理，导致树干不直、节疤多、枝下高较低，包膜不易严密，造成渗水感染、节疤处难以形成愈伤组织或戳破薄膜等。沐川黄柏属于农户自有，长于农户附近，树下多种植农作物，以耕代抚，管理较好，树体健壮端直。②生产经营措施包括环境、立地条件、管理、剥皮时间、剥皮力度、解膜时间6个方面。其要点：剥皮的黄柏应满足无公害产地环境条件，按规范化种植技术规程（SOP）种植，树干应通直健壮，枝下高3m左右，无病虫害。采用三刀法，刀具和手勿触碰剥面，切口深度刚及木质部，透明聚乙烯膜包裹并扎紧，适宜时间（5～7月）剥皮，根据剥皮季节和温度确定解膜时间（5～15天）；剥皮前一周按每株施入尿素50g、过磷酸钙250g或复合肥50～100g（氮∶磷∶钾=15∶15∶15），剥后一个月检查愈合率，低于60%，

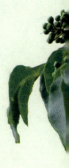

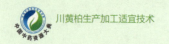
采用留桩20cm砍伐，保留一枝新梢更新，病害感染用小刀刮除病斑，喷70%甲基硫菌灵800倍液或80%多菌灵800倍液。③黄柏属于剥皮再生较困难的树种，但在良好的管理和操作下可再生新皮，当年末成活率可达80%以上；农民科技意识的提高和剥皮再生操作技术规程（SOP）的制定将推动该技术在黄柏产区推广，促进皮类林木资源的可持续发展。

（二）黄柏低采收年限与高密度种植的可行性研究

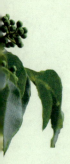

刘钊忻在充分考虑药材道地性、规范采样操作的基础上，结合统计分析方法，以黄柏盐酸小檗碱含量为测定指标，对黄柏不同采收年限与采收月份、不同加工方法进行了优化选择。结果表明：四川黄柏主要产区的三年生黄柏盐酸小檗碱含量都大于40mg/g，按照2005年版《中华人民共和国药典》第一部中对黄柏皮入药的要求，本品按干燥品计算含小檗碱以盐酸小檗碱计，不得少于30mg/g。由此可见四川省的几个黄柏主产区的三年生黄柏完全满足入药要求。其中以荥经的三年生黄柏盐酸小檗碱含量最高，显著高于四川其他产区，为58.7mg/g，为满足医药和工业上对盐酸小檗碱的需求，并缩短黄柏栽培时间以增加经济效益，则适当缩短采收年限与增加密度的方式是可行的。

叶萌等对不同采收年限（树龄一、二、三、五、十年生）对黄柏盐酸小檗碱含量的影响进行了研究，研究结果表明黄柏皮中盐酸小檗碱含量随树龄增加而增加，在5年以后趋于平稳，若以盐酸小檗碱含量作为采收指标，黄柏的适宜采收期为5～7年。

（三）川黄柏微波炮制工艺研究

微波炮制方法得到的盐制黄柏色泽均匀，无焦斑，且干燥速度快，质量稳定性好，操作方便，无污染，火力和时间可控制。探讨微波炮制方法对盐黄柏中盐酸小檗碱含量的影响，优化盐黄柏微波炮制的工艺条件。采用高效液相法检测盐黄柏中盐酸小檗碱的含量，并按正交实验对盐黄柏的微波火力、加热时间、含盐量三个因素进行微波炮制盐黄柏的工艺考察。结果表明，可用微波法炮制盐黄柏，最佳工艺为微波火力60%，加热时间8分钟，含盐量2%。微波法炮制盐黄柏中盐酸小檗碱含量高于盐炒黄柏，正交实验中的微波火力有统计学意义，加热时间和含盐量无统计学意义，可能是由于微波可使植物细胞膜遭到破坏，有助于盐黄柏中盐酸小檗碱的溶出，认为微波法炮制盐黄柏是可行的，值得推广应用。

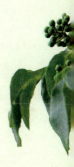

（四）盐黄柏传统炮制工艺改革

切制成丝黄柏不待干燥，用食盐拌闷一昼夜（每1000g黄柏，用食盐500g），再一同下锅炒至焦黄色为度，起锅，筛去食盐即得。这种方法炒制的盐黄柏均匀无焦炭，更不会出现因火大而盐水粘锅。

第4章

川黄柏药材质量评价

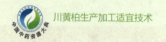

一、本草考证与道地沿革

（一）本草考证

1. 基原考证

本品始载于《神农本草经》，原名檗木，列上品。一名檀桓，生山谷。《说文解字》云："檗，黄木也，檗木也。"古代檗木主要用作黄色染料，《子虚赋》张揖注："檗皮可染者。"早期文献中，芸香科檗木与小檗科小檗相混淆。陶弘景云："（黄檗）厚而色浅，其根于道家入木芝品，今人不知取服之。又有一种小树，状如石榴，其皮黄而苦，俗呼为子檗，亦主口疮，又一种小树，多刺，皮亦黄，亦主口疮。"《嘉祐本草》载："按《蜀本草图经》云：黄檗树高数丈，叶似吴茱萸，亦如紫椿，皮黄、其根如松下茯苓，今所在有。"《本草纲目》载："檗木，名义未详。《神农本草经》言檗木及根，不言檗皮，岂古时木与皮通用乎。"本草的植物描述及所附原植物图看，古时药用"檗木"或"黄檗"与现今的川黄柏特征基本相符。

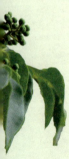

2. 产地考证

古时多部医典对黄柏的产地、分布、生态环境及其与药材质量之间的关系进行了论述。《蜀本草图经》中记载："（黄柏）出房、商、合等州山谷中，以蜀中者为佳。"梁代陶弘景曰："今出邵陵者，轻薄色深为胜，出东山者，厚而色浅。"宋代苏颂曰："（黄柏）处处有之，以蜀中出者肉厚色深为佳。"经考查，古时的汉中即现在陕西省的汉中、南郑、城固一带，永昌相当于现在云南省的西部地区，房州相当于今湖北的房县、保康、竹溪等地，商州在现在的陕西秦岭以南、洵河以东和湖北郧西且一带，合州相当于现在的四川台川、铜梁、武胜、大足等县市，邵陵相当于今湖南新化以南的资水流域。

3. 药性的古籍记载

《神农本草经》载："味，苦，寒。"《名医别录》："无毒。"《药性论》："平。"《珍珠囊》："苦、辛，阴中之阳。"《汤液本草》："足大阳经引经药，足少阴之剂。"《本草汇言》："入足太阴。"《本草经解》："入足少阴肾经，于少阴心经。"

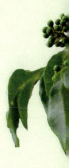

4. 功效主治的古籍考证

《神农本草经》："主五脏肠胃中结热，黄疸，肠痔；止泻痢，女子漏下赤白，阴伤蚀疮。"《日华子本草》："安心除劳，治骨蒸，清肝明目，杀疳虫。主治伤津化燥、心热、蛔心痛、疥癣；蜜炙治肠风、鼻洪、泻血。"《本草衍义补遗》："檗皮，入手厥阴经，具泻火补阴之功，加细辛，能治口疮。"《汤液本草》："黄檗，足少阴剂，肾苦燥，故肾停湿也，栀子、黄芩入肺，黄连入心，黄檗入肾，燥湿所归，各从其类也。"《本草纲目》："黄檗配知母，知母滋阴降

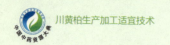

火、金水相生，如黄檗单用，如水中无虾。黄檗能清膀胱与命门之火，知母能肺金，滋肾水，故为滋阴降火要药。气为阳，血为阴，若阴血渐涸，而不能饮阳，则火动而上治。年少身壮气盛之人，比较合用，如中气不足，而出现邪火巧盛，多服含有寒变。纵欲而令虚损，求嗣之人用补阴药，日日服用寒凉，太过之痹，引致真阳暗损，胃阻受伤，精气寒凉，致生他病。"《本草经疏》："黄檗，主五脏热，尤适用于肠胃热瘀。黄檗所治的湿热，多因发于真阴不足而引起，阴液不足，热聚肠胃也；故有肠痔漏的人多因湿热伤血；泻痢、滞下，则为湿热犯肠胃所致，妇人阴伤蚀疮、赤漏下，多因由湿热乘阴下注所致；目热赤痛口疮、肤热赤起，是为阴虚血热而致也。"《本草正义》："黄檗，去火最速，丹溪言其制伏龙火，补肾强阴，然龙火岂沉寒可除，水枯岂苦劣可补，阴虚水竭，得降愈亡，扑灭元阳，莫此为甚，水未枯而火盛者，用以抽薪则可，水既竭而枯热者，用以补阴实难，当局者慎勿认为补剂。"《本经逢原》："黄檗，生用降实火，酒制能治阴火上炎，盐制能治下焦实火，姜制治中焦痰水，姜汁炒黑治湿热，盐酒炒黑治虚火，阴虚火盛面赤戴阳，附子汁制。"《本草求真》："黄檗，昔人同知母用于六味丸中，名为知檗八味丸，又可用知、檗各一两，酒洗焙研入桂，名为滋肾丸，谓其可滋真阴。此说一出，而天下翕然宗之，以至于今，牢不可破。讵知黄檗性禀至阴，味苦性寒，行隆冬肃杀之令，故独入少阴泻火，膀胱泻热。凡病人因火亢而见骨蒸劳热，耳鸣目赤，消渴便闭，及

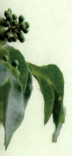

湿热或病而见诸痿瘫痪，水泻热利，黄疸水肿，痔血肠风，漏下赤白，与乎诸痛疮痒，蛔虫内改，诊其尺果洪大，按之而有力，可炒黑暂用，使其湿热顺流而下，阴火因而潜伏，则阴不受煎熬，而阴乃得长矣，非谓真阴虚损，服此即有滋润之力也。故于实热实火则宜，而于虚热虚火，则徒有损而无益。阴寒之性，能损人气，减人食，命门真元之火，一见而消亡，脾胃运行之职，一见而沮丧，元气既虚，又用苦寒，遏绝生机，莫此为甚。"《本草拾遗》曰："主热疮疱起，虫疮，痢，下血，杀蛀虫；煎服，主消渴"。东垣云："泻下焦隐伏之龙火，安上出虚哕之蛔虫，单治能补肾不足，生用能补肾阴萎厥，凡下体有湿，瘫痪肿痛，及膀胱有水，小便黄，小腹虚痛者，必用之，兼治外感肌热，内伤骨热，失血遗精阳痿。"《主治秘诀》记载有补肾气，壮骨髓之用。《长沙药解》载："黄柏，泄己土之湿热，清乙木之郁蒸，调热利下重，理黄疸、腹满、伤寒。乌梅丸用之治厥阴伤寒，气上撞心，心中疼热，食即吐蛔，以木郁则虫化，郁冲而生上热。黄柏泄郁升之上热，而杀蛔虫也。白头翁汤用之治厥阴病热利下重者，以木郁则利作，郁陷而生下热，黄柏泄郁陷之下热，而举重坠也。"《金匮要略》载："栀子柏皮汤用之治太阴病，身黄发热者。大黄硝石汤用之治黄疸腹满小便不利者，以乙木湿陷，不能疏泄，郁生下热，传于膀胱，水窍不开，溢于经络，则身黄腹满而发热；黄柏泄湿热而清膀胱也。阳衰土湿，乙木不达，抑遏面生湿热，冲于胃口，则心中疼热，陷于大肠，则热利

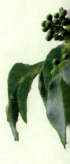

41

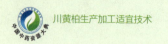
下重；郁于膀胱，淫于肌肤，则腹满身黄。黄柏苦寒迅利，疏肝脾而泄湿热，清膀胱而排瘀浊，殊有捷效。最泻肝、肾、脾、胃之阳，后世以此为滋阴补水之剂，误人多。"《内经》载："黄连、黄柏均以大苦大寒之性，而曰黄连为水，黄柏非水，黄连为泻，黄柏为补，岂理也哉？肾欲坚，以苦坚之，坚即为补，丹溪以此一味名大补丸，用盐水制，使盐以入肾，主降阴火以救肾水。用蜜汤拌炒，取其恋隔而不骤下，治五心烦热、目痛口疮诸症。单炒褐色，治肠红痔漏，遗精白浊，湿热黄疸。又膀胱热，脐腹内痛，凡属相火，用此折之，肾自坚固，而无旁荡之患。因味苦能走骨，能沉下，用酒拌炒，四物汤调服，领入血分，治四肢骨节走痛，足膝酸疼无力，遍身恶疮及脚气攻冲，呕逆恶心，阴

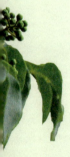

虚血热，火气于足者，盖此一味，名潜行散，能散阴中之火，亦能安蛔虫，以苦降之之义也。"《药品化义》载："黄柏，味苦入骨，是以降火能自顶至踵，沦肤彻髓，无不周到，专泻肾与膀胱之火。盖肾属寒水，水多则惭消，涸竭则变热。若气从脐下起者，阴火也。"《得配本草》载："以黄柏补水，以其能清自下泛上之阴火，火清则水得坚凝，不补而补也。盖阴中邪火，本非命门之真火，不妨用苦寒者除之。若肾中真水不足，水中之真火虚浮于上，宜用二地以滋之，水足火自归脏也。如误服知、柏，水愈燥而火愈炎，反成孤阳飞越，莫可救矣。""命门之火，安其位为生生之少火，出其位则为烁阴食气之壮火，是畏火也，非急除之不可，川柏、丹皮在所必需。然少火出位，失水之源，用川

柏之苦燥，不若丹皮之辛润，为无伤于真阴也。"

（二）道地性沿革

黄柏在我国已有2200多年的药用历史，黄柏原名"檗木"，始载于《神农本草经》，列为上品。《名医别录》载："（黄柏）生汉中山谷及永昌。"陶弘景云："今出邵陵者轻薄色深为胜，出东山者，厚而色浅。"《蜀本草》载："（黄柏）出房、商、合等州山谷中，皮紧厚二三分，鲜黄者上，二月五月采皮日干，以蜀中者为佳。"宋代《图经本草》载："处处有之，以蜀中出者肉厚色深为佳。"《证类本草》所绘"商州黄檗"。唐代黄柏的产地主要在川陕之间，《元和郡县志》卷25兴州顺政县武兴山"多漆黄檗"，《新唐书·地理志》载："金州汉阴郡土贡黄檗，其地在金陕西汉中、汉阴县一带。"

以上诸家所说，论述了黄柏的产地、分布、生态环境及其与药材质量间的关系。经考证，古时的汉中相当于今陕西汉中、南郑、城固一带；永昌相当于今云南西部地区；房州相当于今四川的武胜，重庆的合川、铜梁、大足等县；商州相当于今陕西秦岭以南，洵河以东和湖北郧西县一带。目前黄柏分为川黄柏和关黄柏两类，大致以吕梁山及黄河为界，以南者为川黄柏。从本草记载古时的檗木产地分布情况来看，应为现今芸香科植物，其原植物为黄皮树*Phellodendron chinense* Schneid.和秃叶黄皮树*Phellodendron chinense* Schneid. var. *glabriusculum* Schneid.。川产黄柏自古公认为品质佳，所述"蜀中肉厚色

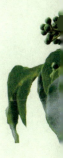

43

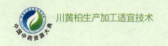

深者为佳"，至今仍不失为外观质量的评价标准。故四川自古为道地产区。

二、药典标准

【性状】 本品呈板片状或浅槽状，长宽不一，厚1～6mm。外表面黄褐色或黄棕色，平坦或具纵沟纹，有的可见皮孔痕及残存的灰褐色粗皮；内表面暗黄色或淡棕色，具细密的纵棱纹。体轻，质硬，断面纤维性，呈裂片状分层，深黄色。气微，味极苦，嚼之有黏性。

【鉴别】 （1）本品粉末鲜黄色。纤维鲜黄色，直径16～38μm，常成束，周围细胞含草酸钙方晶，形成晶纤维；含晶细胞壁木化增厚。石细胞鲜黄色，类圆形或纺锤形，直径35～128μm，有的呈分枝状，枝端锐尖，壁厚，层纹明显；有的可见大型纤维状的石细胞，长可达900μm。草酸钙方晶众多。

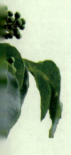

（2）取本品粉末0.2g，加1%乙酸甲醇溶液40ml，于60℃超声处理20分钟，滤过，滤液浓缩至2ml，作为供试品溶液。另取黄柏对照药材0.1g，加1%乙酸甲醇20ml，同法制成对照药材溶液。再取盐酸黄柏碱对照品，加甲醇制成每1ml含0.5mg的溶液，作为对照品溶液。照薄层色谱法（通则0502）试验，吸取上述三种溶液各3～5μl，分别点于同一硅胶G薄层板上，以三氯甲烷-甲醇-水（30：15：4）的下层溶液为展开剂，置氨蒸气饱和的展开缸内，展开，取出，晾干，喷以稀碘化铋钾试液。供试品色谱中，在与对照药材色谱和对照品色谱相应的位置上，显相同颜色的斑点。

【检查】 水分 不得过12.0%（通则0832第二法）。

总灰分 不得过8.0%（通则2302）。

【浸出物】 照醇溶性浸出物测定法（通则2201）项下的冷浸法测定，用稀乙醇作溶剂，不得少于14.0%。

【含量测定】 小檗碱 照高效液相色谱法（通则0512）测定。

色谱条件与系统适用性试验：以十八烷基硅烷键合硅胶为填充剂；以乙腈–0.1%磷酸溶液（50∶50）（每100ml加十二烷基磺酸钠0.1g）为流动相；检测波长为265nm。理论板数按盐酸小檗碱峰计算应不低于4000。

对照品溶液的制备：取盐酸小檗碱对照品适量，精密称定，加流动相制成每1ml含0.1mg的溶液，即得。

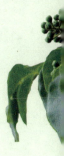

供试品溶液的制备：取本品粉末（过三号筛）约0.1g，精密称定，置100ml量瓶中，加流动相80ml，超声处理（功率250W，频率40kHz）40分钟，放冷，用流动相稀释至刻度，摇匀，滤过，取续滤液，即得。

测定法：分别精密吸取对照品溶液5μl与供试品溶液5～20μl，注入液相色谱仪，测定，即得。

本品按干燥品计算，含小檗碱以盐酸小檗碱（$C_{20}H_{17}NO_4 \cdot HCl$）计，不得少于3.0%。

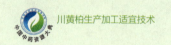

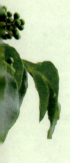

黄柏碱　照高效液色谱法（通则0512）测定。

色谱条件与系统适用性试验：以十八烷基硅烷键合硅胶为填充剂；以乙腈−0.1%磷酸溶液（每100ml加十二烷基磺酸钠0.2g）（36∶64）为流动相；检测波长为284nm。理论板数按盐酸黄柏碱峰计算应不低于6000。

对照品溶液的制备：取盐酸黄柏碱对照品适量，精密称定，加流动相制成每1ml含0.1mg的溶液，即得。

供试品溶液的制备：取本品粉末（过四号筛）约0.5g，精密称定，置具塞锥形瓶中，精密加入流动相25ml，称定重量，超声处理（功率250W，频率40kHz）30分钟，放冷，再称定重量，用流动相补足减失的重量，摇匀，滤过，取续滤液，即得。

测定法：分别精密吸取对照品溶液与供试品溶液各5ml，注入液相色谱仪，测定，即得。

本品按干燥品计算，含黄柏碱以盐酸黄柏碱（$C_{20}H_{23}NO_4 \cdot HCl$）计，不得少于0.34%。

饮片

【炮制】黄柏　除去杂质，喷淋清水，润透，切丝，干燥。

本品呈丝条状。外表面黄褐色或黄棕色。内表面暗黄色或淡棕色，具纵棱纹。切面纤维性，呈裂片状分层，深黄色。味极苦。

【鉴别】【检查】【含量测定】 同药材。

盐黄柏　取黄柏丝，照盐水炙法（通则0213）炒干。

本品形如黄柏丝，表面深黄色，偶有焦斑。味极苦，微咸。

【鉴别】【检查】【含置测定】 同药材。

黄柏炭 取黄柏丝，照炒炭法（通则0213）炒至表面焦黑色。

本品形如黄柏丝，表面焦黑色，内部深褐色或棕黑色。体轻，质脆，易折断。味苦涩。

【性味与归经】 苦，寒。归肾、膀胱经。

【功能与主治】 清热燥湿，泻火除蒸，解毒疗疮。用于湿热泻痢，黄疸尿赤，带下阴痒，热淋涩痛，脚气痿躄，骨蒸劳热，盗汗，遗精，疮疡肿毒，湿疹湿疮。盐黄柏滋阴降火。用于阴虚火旺，盗汗骨蒸。

【用法与用量】 3～12g。外用适量。

【贮藏】 置通风干燥处，防潮。

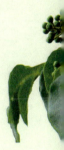

三、质量评价

1. 性状鉴别

黄柏：同药典标准（图4-1）。

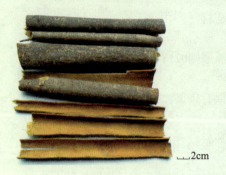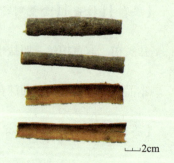

图4-1　川黄柏药材

炒黄柏：形如黄柏丝，色泽加深、质焦脆。

盐黄柏：形如黄柏丝，表面深黄色，偶有焦斑，略具咸味。

酒黄柏：形如黄柏丝，表面深黄色，偶有焦斑，略具酒气。

黄柏炭：形如黄柏丝，表面焦黑色，内部焦褐色，质轻而脆，味微苦涩。

2. 显微鉴别

川黄柏横切面：未去净外皮者，木栓层由多列长方形细胞组成，内含棕色物质，栓内层细胞中含草酸钙方晶。皮层比较狭窄，散有纤维群及石细胞群，石细胞大多分枝状，壁极厚，层纹明显。韧皮部占树皮的极大部分，外侧有少数石细胞，纤维束切向排列呈断续的层带（又称硬韧部），纤维束周围薄壁细胞中常含草酸钙方晶。射线宽2～4列细胞，常弯曲而细长。薄壁细胞中含有细小的淀粉粒和草酸钙方晶，黏液细胞随处可见。

川黄柏粉末：鲜黄色。石细胞鲜黄色，单个或成群。多呈不规则分枝状，

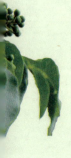

长约240μm，类圆形或纺锤形，壁较厚，层纹细密，孔沟不明显；少数壁稍薄，胞腔较大。纤维及晶纤维较多，鲜黄色，直径16～38μm，常成束，壁极厚，胞腔线形，周围细胞含草酸钙方晶，形成晶纤维；含晶细胞壁木化增厚。黄色黏液细胞多单个散在，遇水膨胀呈圆形或矩圆形，直径40～70μm，壁薄，内含无定形黏液汁。草酸钙方晶众多，呈正方形、多面形或双锥形。筛管端壁倾斜，有复筛板，常由6～7个筛域组成。

3. 理化鉴别

（1）取川黄柏断面，置紫外光灯下观察，显亮黄色荧光。

（2）取粉末1g，加乙醚10ml，振摇后，滤过，滤液挥干后，残渣加乙酸1ml使溶解，再加浓硫酸1滴，放置，溶液呈紫棕色。（检查黄柏酮及植物甾醇）

（3）取粉末0.1g，加乙醇10ml，振摇数分钟，滤过，滤液加硫酸1ml，沿管壁滴加氯试液1ml，在两液接界处显红色环。（检查小檗碱）

4. 薄层色谱鉴别、质量检查

同药典标准。

5. 含量测定

（1）小檗碱和黄柏碱　照高效液相色谱法（通则0512）测定。

（2）黄柏内酯　照高效液色谱法（通则0512）测定。

色谱条件：色谱柱Diamonsil C$_{18}$（250mm×4.6mm，5μm）；流动相：乙

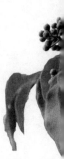

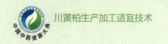
腈–水–磷酸（50：50：0.2）；流速每分钟：1.0ml；柱温：室温；检测波长：210nm。在此条件下，样品中黄柏内酯与相邻成分达到良好基线分离。

对照品溶液的制备：取黄柏内酯对照品适量，精密称定，加乙腈溶液制成0.206mg/ml的对照溶液。

供试品溶液制备：取川黄柏粗粉（过40目筛）1g，精密称定，置索氏提取器中，以石油醚加热回流提取3小时，弃去石油醚提取液；残渣加三氯甲烷加热回流提取5小时，提取液回收三氯甲烷，用乙腈转溶至10ml容量瓶中，定容，摇匀，用微孔滤膜（0.45um）滤过，即得。

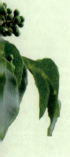

（3）总糖　采用紫外–可见分光光度法。

对照品制备：精密称定于105℃干燥至恒重的葡萄糖100mg，置100ml容量瓶中，溶解并稀释至刻度，混匀得1mg/ml葡萄糖对照溶液。

供试品溶液的制备：精密称取黄柏干燥样品粉末，放入50ml试管中，加入10ml 6mol/L盐酸溶液和15ml蒸馏水，混匀，在沸水中加热30分钟后，用碘化钾–碘溶液检查水解程度。待水解完全后，冷却，加入酚酞指示剂，以10%NaOH溶液中和至溶液呈微红色，滤过并定容至100ml，备用。

测定法：精密吸取各供试样品溶液0.2ml置25ml容量瓶，加蒸馏水定容至刻度。吸取该样品1ml置10ml容量瓶中，再精密加入3ml DNS试剂，混匀，于沸水浴中煮沸5分钟，取出立即冷却，加水至刻度，摇匀。在检测波长480nm下测定吸光度。

6. 伪品鉴别

关于黄柏及混淆品，《本草经集注》曰："又有一种小树，状如石榴，其皮黄而苦，俗呼为子檗，亦主口疮，又一种小树，多刺，皮亦黄，亦主口疮。"可能指小檗科属植物。可见古时已有黄柏的混淆品产生。古时的黄柏药材品种有蜀中及商州、房州产之黄柏（川黄柏）和山东产色浅之黄柏（关黄柏）两类，同时也出现过与小檗属植物相混的情况。

近年来市上出现川黄柏的伪品主要有水黄柏、木蝴蝶树皮和三棵针茎皮。

（1）水黄柏

①药材性状：呈浅槽状、单卷筒、板片状或反卷，大小不等，长4～15cm，厚2～6cm。外表土黄色、灰黄色或局部纵向短凹纹及横向浅裂纹。嫩枝皮的皮孔多见，呈圆形或扁圆形，横向排列，稀疏，老树皮皮孔不明显，皮孔棕褐色，边缘微唇形凸起，中央微凹。内表面黄棕色，偶见红棕色，具细密纵棱纹。体轻质硬，易折断，断面外围黄棕色，颗粒性，内棕褐色，久存者现暗绿色，呈片状分层，纤维性。气微，味微苦。

②组织横切面：组织横切面外围形成1～3个木栓层环带，每环由10～20余列木栓细胞组成，细胞中含红棕色物质。栓内层发达，由3～4层扁长形细胞组成。次生皮层中石细胞众多，成群或单个散在，略成切向排列，单个石细胞呈

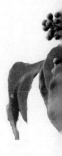

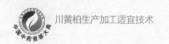

不规则形，少数分枝，壁极厚，孔沟及层纹明显，皮层中密布草酸钙方晶。韧皮部宽广，约占整个皮部的2/3，外侧纤维与石细胞伴生形成束，其旁侧的薄壁细胞中多含方晶，形成晶纤维；内侧晶纤维束排成断续的环层，石细胞少见，含晶细胞在韧皮部中由外向内逐渐减少。软韧部中有部分较小的薄壁细胞内含淀粉粒，并形成层带，还可见分泌细胞。韧皮射线微弯曲，射线细胞4~6列。

③粉末：呈鲜黄色，无臭、味苦，具黏液性。石细胞众多，分散或成群。单个呈不规则长形、类多角形或类圆形，少分枝或弯曲。直径30~144μm，长径42~465μm，胞壁厚，黄色或淡黄色，层纹明显，胞腔小，孔沟明显，分枝或不分枝，有的纹孔交叉排列。纤维较多，成束或单根散在，多已折断。单纤维较多，呈长条形，有些边缘呈波状，微弯曲。壁淡黄色，两端钝圆，胞腔狭，呈线形，孔沟明显，可见扁圆形或交叉状纹孔。纤维外的薄壁细胞中多含草酸钙方晶，形成晶纤维，含晶细胞壁微木化，有时可见石细胞伴生。方晶较多，呈长方形、多角形或菱形、双锥形，直径4.8~30.0μm。淀粉粒易见，散在或相聚成团。单个呈网球形或卵圆形，直径1~8μm，脐点点状或短缝状，层纹均不明显。筛管碎片易见，筛域多个，筛孔近多角形，复筛板。

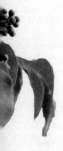

（2）木蝴蝶树皮 呈卷筒状或不规则片状，皮厚0.3~1.1cm。外表面灰色或灰黄白色，粗糙，栓皮甚厚，有的呈鳞片状；内表面淡黄色或红棕色；断面淡黄色或暗棕黄色。体稍轻，气微，味微苦涩，嚼之渣甚多，其功效与黄柏明显不同。

（3）三棵针茎皮　西北及西南的部分地区，以小檗科小檗属数种植物（三颗针）茎内皮作黄柏使用，商品称小黄柏、刺黄柏，其外表面呈灰棕色，凹凸不平，有深陷的不规则沟纹；内表面呈蟹黄色，较薄，有细纵条纹。断面呈蟹黄色，分层不明显。嚼之无黏性。

7. 药材的商品规格等级

1984年，国家中医药管理局和卫生部颁发《标准》将其分级为一等和二等。一等：干货。呈平板状，去净粗栓皮。表面黄褐色或黄棕色，内面暗黄或淡棕色。体轻、质较坚硬。断面鲜黄色。味极苦。长40cm以上，宽15cm以上，无枝皮、粗栓皮、杂质、虫蛀、霉变。二等：干货。树皮呈板片状或卷筒状。表面黄褐色或黄棕色，内表面暗黄或黄棕色。体轻、质较坚硬。断面鲜黄色。味极苦。长宽大小不分，厚度不得薄于0.2cm。

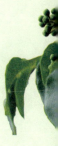

《金世元中药材传统鉴别经验》将川黄柏分两等。一等：长40cm以上，宽15cm以上。二等：长宽不分，厚度不得薄于0.2cm，间有枝皮，无粗栓皮。

徐国钧《中国药材学》将川黄柏有两个等级。一等：呈平板状，去净粗栓皮，长40cm，宽15cm以上。二等：长宽大小不分，厚度不得薄于0.2cm，间有枝皮。

第**5**章

川黄柏现代
研究与应用

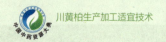

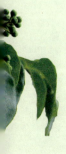

一、化学成分

（一）化学成分研究

黄柏的化学成分研究始于1926年，日本学者村山义温等从日本产黄柏中得到小檗碱（berberine）及少量巴马汀。黄柏皮中主要含生物碱类，其主要成分分别为小檗碱（berberine）、药根碱（jatrorrhizine）、木兰花碱（magonflorine）、黄柏碱（phellodendrine）、N-甲基大麦芽碱（candicine）、棕榈碱（palmatine）、蝙蝠葛碱（menisperine）；另含巴马汀（plamatine）、黄柏酮（obacunone）、黄柏内酯（obaculactone）、白鲜交酯（dictamnolide）、黄柏酮酸（obacunonic acid）、青荧光酸（lumicaeruleic acid）、7-脱氢豆甾醇（7-dehydrostigmasterol）和黏液质等，其黏液质为植物甾醇与亚油酸结合而成的酯类。王萌从川黄柏70%乙醇提取物中共分离得到40个化合物，鉴定了其中的39个化合物，如盐酸小檗碱、咖啡酸乙酯，异香草醛，阿魏酸，γ-崖椒碱，β-谷甾醇，豆甾醇，药根碱，巴马汀，非洲防己碱，黄柏碱，菜油甾醇，对羟基苯甲酸，对羟基苯乙醇，1-甲氧基-2-羟基苯甲酸，5-O-阿魏酰奎尼酸，3-O-阿魏酰奎尼酸，4-O-阿魏酰奎尼酸，3-O-阿魏酰奎尼酸甲酯，5-O-阿魏酰奎尼酸甲酯，咖啡酸，三乙胺，肉桂酸，2，4-二羟基-3，5-二甲基苯甲酸，阿魏酸丁酯，乙酸小檗碱，3-O-阿魏酰奎尼酸。

川黄柏的药用部位主要是茎皮（除去栓皮），主要含有生物碱类、黄酮类、内酯类、萜类、甾醇类及挥发油类等。根皮和枝皮也含有与茎皮相同的化学成分，只是含量不同。因此，黄柏树根皮也可与茎皮一起入药，用量可酌情减少。枝皮含有效成分较低，可用来提取小檗碱。

1. 生物碱类

生物碱类主要有原小檗碱类生物碱、阿朴啡类生物碱、喹啉类生物碱、单萜吲哚生物碱和其他类生物碱。①原小檗碱类生物碱主要有：小檗碱、药根碱、掌叶防己碱、小檗红碱、四氢小檗碱、四氢掌叶防己碱、非洲防己碱、黄柏碱、酚式唐松草定碱。②阿朴啡类生物碱：木兰碱、蝙蝠葛碱、唐松草酚宁碱。③哇啉类生物碱：白鲜碱、γ-崖椒碱、茵芋碱等。④单萜吲哚生物碱：7-羟基吴茱萸次碱、7，8-二羟基吴茱萸次碱、吴茱萸次碱、7，8-去氢吴茱萸次碱。⑤其他类生物碱：白瓜蒌碱、南美花椒酰胺、铁屎米-6-酮、N-甲基福林多碱、1-（对羟基苄基）-6-7-二羟基-N-甲基四氢基-喹啉-7-p-β-D-吡喃葡萄糖苷。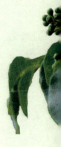

关于川黄柏生物碱类成分研究较多，季可可等采用HPLC法对不同生长树龄、不同采收季节、不同采收部位的小檗碱和黄柏碱进行定量测定，通过对其小檗碱和黄柏碱的质量分数变化规律分析，结果表明黄皮树中小檗碱和黄柏碱的累积高低顺序均为根皮＞茎皮＞根；2种生物碱的量逐年变化，前3年量变

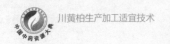

化趋势明显，且第3年的茎皮量接近5%，显示"幼龄黄柏"有开发价值，第3年后2种生物碱的量变化趋势减缓；同一树龄10月采收的黄柏，其黄柏碱和小檗碱较高。丁晴等运用HPLC方法分离并测定了黄柏中盐酸药根碱、盐酸巴马汀、盐酸小檗碱的含量，为黄柏药材、饮片及中成药的质量控制提供了科学的依据。甘晓东等用双波长薄层扫描法测定了3种不同来源以及同种来源而产地不同黄柏中药材中小檗碱及巴马汀含量，为更好地评价黄柏质量提供了新的方法。崔丽莉等运用HPLC方法同时测定黄柏药材中小檗碱、掌叶防己碱、药根碱的含量，为黄柏的质量控制奠定了基础。宋兵双运用HPLC法对黄柏药材不同部位的小檗碱含量进行了测定，研究结果表明根皮、下部干皮中小檗碱含量较高，但作为提取黄连素的原料，最好的提取原料为川黄柏的根皮，以生长年限长的黄柏5月采收为佳。可维等采用HPLC法测定了17个不同产地的川黄柏样品，建立了不同产地川黄柏的HPLC指纹图谱，并进行相似度比较；对其中的药根碱、巴马汀、小檗碱进行了归属。结果表明：小檗碱为参照峰，可以确定28个共有峰，并且可以看出四川北川、广西桂林和田林、甘肃陇南康县的小檗碱含量较高。不同产地川黄柏药材的相似度系数普遍较高在0.9754以上，个别药材如广西田阳、那坡、田东和江西的相似度系数相对较低。谭尔等采用HPLC测定秃叶黄皮树和黄皮树中黄柏碱、木兰花碱、巴马汀、小檗碱、黄柏酮的含量，并比较不同品种黄柏药材有效成分含量的差异。秃叶黄皮树中黄柏

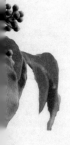

碱、木兰花碱、巴马汀、小檗碱、黄柏酮含量与黄皮树无明显差异，且已成为黄柏药材的主流商品。刘江亭等采用HPLC测定川黄柏、关黄柏饮片和水煎液中盐酸小檗碱、盐酸巴马汀和盐酸黄柏碱的含量，结果表明：川黄柏饮片中盐酸小檗碱含量是关黄柏的3.6倍，川黄柏水煎液中盐酸小檗碱含量是关黄柏含量的4.5倍，川黄柏饮片和水煎液中盐酸巴马汀含量均低于检出限。关黄柏饮片和水煎液中盐酸巴马汀含量分别为0.79%和0.32%。川黄柏饮片中盐酸黄柏碱的含量是关黄柏盐酸黄柏碱含量的6.4倍，川黄柏水煎液中盐酸黄柏碱含量为0.21%，关黄柏水煎液中盐酸黄柏碱含量低于检出限。李红英等采用HPLC法测定恩施州8个县市不同海拔与环境的川黄柏药材中黄柏碱与小檗碱含量，结果表明：恩施州8个县市的黄柏药材品质相差较大，其中来凤三胡乡黄柏含盐酸小檗碱、盐酸黄柏碱最高，分别为9.51%、0.781%，鹤峰黄柏含盐酸小檗碱、盐酸黄柏碱最低，分别为4.50%、0.37%，这给黄柏药材GDP的建立提供了有力的依据，加上人工栽培技术，搞活地方经济，带动山区人民脱贫致富。李跃辉等采用HPLC法对四川、云南、贵州10个不同产区与5～9月不同采收期黄柏中小檗碱与黄柏碱进行测定，结果表明：采收的10个产区黄柏药材其小檗碱与黄柏碱含量均达到了2010年版《中国药典》含量限度要求，不同产区含量有一定的差异，试验所收集的样品中，以湖南保靖县与花坛县为最高，四川荥经县与武隆县也较高，说明其含量高低与地域、栽培条件有一定的关系。从不同采收

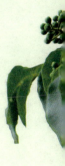

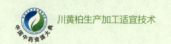

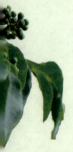

期试验结果可看出，以小檗碱为考察指标，武隆县与保靖县黄柏药材含量均以5～6月上旬为最高，6月下旬含量开始下降，7、8月含量最低，9月含量回升；以黄柏碱含量为考察指标，5～6月上旬为最高，7、8月含量稍低，相对基本稳定。说明黄柏宜在5～6月上旬采收为宜，此时小檗碱与黄柏碱含量均最高。王盛民等通过超高压150～350MPa水射流处理黄柏醇提液，采用薄层色谱法定性鉴别和高效液相色谱法测定黄柏提取液中盐酸小檗碱的含量变化。结果：不同超高压水射流处理黄柏提取液后，黄柏的薄层图谱中斑点个数、大小及Rf无显著差异，高效液相色谱中峰个数及形状亦无明显差异；经超高压150～350MPa水射流处理后，黄柏中盐酸小檗碱的含量较黄柏原液均有不同程度的升高。该研究可为超高压水射流对中药有效成分的影响提供依据，为研究中药新的加工处理方法进行有益的探讨。王绪英等以乙醇为溶媒，采用超声提取法提取永思小檗中的盐酸小檗碱，并通过单因素试验和正交设计$L_9(3^4)$考察乙醇浓度、提取时间、提取温度、溶媒倍数对永思小檗中盐酸小檗碱提取效果的影响。试验结果：综合考虑成本及提取效率，永思小檗中盐酸小檗碱最佳超声提取工艺为：以150倍45%乙醇作溶媒，60超声提取1次，时间为40分钟。在最佳工艺条件下，超声提取永思小檗中盐酸小檗碱的平均含量达11.9633mg/g，进一步证实以乙醇为溶媒、采用超声提取法提取小檗碱的可行性。杨宏等采用反相高效液相色谱法，对川黄柏小檗碱、黄柏碱、木兰碱、巴马汀、药根碱进行测定，建立川黄柏药材的指纹图谱。结果表明：所得的色谱图各色谱峰分离较好，达到指纹图谱的要求。可采用HPLC指纹图谱控制川黄柏药材的质量。方清茂等采用HPLC法测定川产黄柏中盐酸小檗碱的含量，结果：川黄柏中盐酸小檗碱的含量远远高于其在关黄柏中的含量，建议药典将二者作为两个种分别收载。秃叶黄皮树的盐酸小檗碱含量与黄皮树无显著的差异，且已成为川黄柏的主流商品，建议将秃叶黄皮树与黄皮树一起作为川黄柏收入药典。荥经产川黄柏具有独特的道地性；川黄柏的加工储存条件为60℃干燥，室温干燥保存。

2. 内酯类

黄柏内酯、黄柏酮、白鲜交酯、黄柏酮酸、γ-羟基丁烯内酯衍生物 I 、γ-羟基丁烯内酯衍生物 II 、柠檬苦素衍生物、黄柏酮衍生物、诺米林。

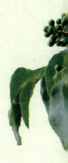

3. 黄酮类

黄柏苷、去氢黄柏苷、黄柏环合苷、黄柏双糖苷、去氢黄柏双糖苷、去甲基淫羊霍异黄酮次苷、异黄酮苷、去氢异黄酮苷、金丝桃苷、双氢山柰酚、黄柏新苷。槲皮素-3-O-β-D-半乳糖苷（quercetin-3-O-β-D-galactoside）、黄柏新苷等。杜雪采用硅胶柱色谱对黄皮树树皮化学成分进行分离纯化，从黄皮树树皮95%乙醇提取物的乙酸乙酯萃取部分分离纯化得到两个化合物，鉴定为铁屎米-6-酮（canthin-6-one）和黄柏酮（obacunone）；铁屎米-6-酮为首次从该植物树皮中分离得到。崔万胜从川黄柏中提取分离一新化合物3-乙酰

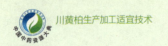

基-3，4-二氢-5，6-二甲氧基-2（1）*H*-苯骈吡喃酮。

4. 萜类

赛奥林NP₃₆、尼洛替星乙酰酯、尼洛替星、二氢尼洛替星、二氢尼洛替星酰酯、牛奶树醇B、匹西狄醇A、苦楝子酮、24-亚甲基环木菠萝醇、4，10-亚甲基-7-异内基-（*E*）环葵烯醇。

5. 甾醇类

β-谷甾醇、*γ*-谷甾醇、菜油甾醇、豆甾醇、7-去氢豆甾醇等。

6. 酚类

3-*O*-阿魏酰奎尼酸甲酯、5-*O*-阿魏酰奎尼酸甲酯、3-*O*-阿魏酰奎尼酸、丁香苷、松柏苷等。

7. 挥发油类

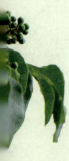

β-月桂烯、月桂烯、甲基壬酮、甲基庚酮、5，5′-二甲基糠醛醚、*α*-蒎烯、柠檬烯、反-柠檬烯氧化物、顺-柠檬烯氧化物、反-香芹醇、顺-香芹醇、（+）香芹酮、*β*-榄香烯、石竹烯氧化物、*β*-香茅醇、石竹烯、香橙烯、大香叶烯等。晏晨等采用《中国药典》的方法提取黔产黄柏果实中的挥发性成分，利用气相色谱-质谱联用法进行分离、鉴定和用峰面积法计算相对百分含量。从黔产果实中检出35个峰，鉴定出25个化学成分。主要成分有柠檬烯、右旋大根香叶烯、*β*-榄香烯、*β*-月桂烯、*α*-蛇床烯和*β*-石竹烯。雷华平等采用临界CO_2

萃取技术从川黄柏种萃取分离挥发性成分，得率为4.65%，并用GC-MS联用技术对萃取物进行分析，从中分离鉴定了28个成分。川黄柏挥发性成分主要为油酸、棕榈酸、2，4，6-三甲基辛烷、2-十二烯醛、2，4-二甲基-3-庚醇等。结果分析：黄柏皮挥发性成分中酸类（7个）占43.53%，酯类（8个）占9.99%，酮类（4个）占5.38%，醛类（3个）占15.12%，醇类（4个）占8.15%。

8. 酰胺类成分

反，反-2，4-异丁基十四碳二酰胺［（2E，4E）-isobutyltetradecadienamide］；反，反，顺-2，4，8-N-异丁基十四碳三烯酰胺［（2E，4E，8Z）-N-isobutyltetradecatrienamide］和反，反-2，4-丁基十五碳二烯酰胺［（2E，4E）-isobutyl penladecadienamide］。

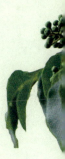

9. 其他化学成分

川黄柏的树皮中还含有多糖，多糖经水解后阿拉伯糖含量22%～23%，鼠李糖约30%，半乳糖和半乳糖醛酸约占47%。另有文献报道黄皮树的叶中含儿茶素类化合物，从其树皮中分离得到线性呋喃香豆素类化合物。

10. 提取分离方法研究

根据现有的文献报道，黄柏生物碱的分离纯化方法主要有以下几种。

（1）高速逆流色谱法　颜继忠等运用高速逆流色谱分离黄柏中的生物碱，以氯仿：甲醇：0.2mol/L盐酸（2：1：1）溶剂体系，上相为固定相，下相为

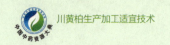

移动相，每分钟流速2ml，仪器转速每分钟80转，进样量200mg，分离出了20.4mg巴马汀、64.8mg小檗碱。

（2）离子交换法　武可泗等采用苯乙烯系阳离子交换树脂从黄柏提取液中分离盐酸小檗碱，2.0689g的黄柏药材，经醇提、离子交换树脂吸附、乙醇洗脱后，得到0.0459g的盐酸小檗碱。

（3）大孔树脂法　张英对9种大孔树脂进行初筛，以黄柏提取液中总生物碱的吸附率和解吸率为指标，筛选出效果较好的3种树脂：AB-8、HP20、LD605；对这3种树脂复筛，同时以盐酸小檗碱的解吸量作为考察指标，综合各种指标发现AB-8是一种理想的树脂，可用于黄柏总生物碱的分离纯化，具有较好的推广应用价值。

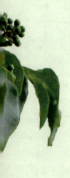

（4）紫外分光光度法　肖谷清采用紫外分光光度法，以黄柏中总生物碱提取量为评价指标，对微波辅助萃取、超声辅助萃取和微波-超声联用辅助萃取黄柏中总生物碱进行了对比研究，比较了3种不同萃取方式对提取量的影响。研究结果表明，微波-超声联用辅助萃取黄柏中总生物碱比单独使用微波或超声辅助萃取黄柏中总生物碱效果好。

二、药理作用

川黄柏是我国传统的中药材，距今已有2000多年的药用历史，主要用于清五脏肠胃湿热，表里上下俱到。现代研究表明，黄柏在医学上的应用范围越来越广泛，主要具有抗病原微生物、解热、抗炎、调节免疫、影响消化系统、降血尿酸、抗骨质疏松、抗氧化等作用，对心血管系统、消化系统、中枢神经系统、呼吸系统、免疫系统均产生作用。随着现代科学的发展，有关黄柏的药理作用的研究也越来越深入。

1. 免疫抑制作用

黄柏具有抑制细胞免疫反应的作用，其活性物质为黄柏碱和木兰花碱，它们均可抑制小鼠的局部移植组织的宿主（GVH）反应等，其中黄柏碱具有细胞性免疫的特异抑制作用。适用于混合性或感染性哮喘、慢性肝炎、肾病综合征、白塞病等与细胞性抗体有关的病患，且可能作为同种移植排斥反应抑制剂，同时可抑制小鼠局部半同源GVH反应和全身同种异体GVH反应。黄柏水煎液显著抑制二硝基氟苯（DNFD）诱导的小鼠DTH，其可能机制为降低血清 γ-干扰素（IFN-γ）水平，抑制体内白细胞介素-1（IL-1）、肿瘤坏死因子等细胞因子的产生和分泌，从而抑制免疫反应，减轻炎症损伤。黄柏中含有抑制细胞免疫反应的成分，黄柏碱和木兰花碱有望开发为新型的免疫抑制剂。崔万胜将川黄柏的干燥树皮用碱水浸泡法提取的提取物和精制得到的总生物碱部分，对肾阳虚小鼠模型进行了初步药理实验，研究结果表明，提取物和总生物碱对肾阳虚小鼠均有一定的改善作用，二者作用效果差异不大，由于二者中的主要

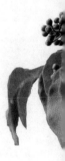

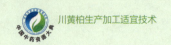

化学成分都是盐酸小檗碱，因此我们认为盐酸小檗碱可能对肾阳虚具有一定的改善作用。黄柏水煎液也可显著抑制二硝基氟苯诱导的小鼠迟发型超敏反应，其可能的机制为降低血清IFN-γ、IL-1、TNF-α和IL-2等细胞因子的产生和分泌，从而抑制免疫反应，减轻炎症损伤。邱全瑛等研究发现黄柏中的小檗碱可抑制小鼠由致敏红细胞所引发的超敏反应，促进免疫球蛋白M的生成，防止发生菌血症，从而增强机体的免疫力。吕燕宁等研究发现黄柏可影响小白鼠的体液免疫因子，抑制体内细胞炎症因子的产生，从而提高机体的抗病能力。此外，Mori发现黄柏中所分离出的化学成分木兰碱和黄柏碱均可明显抑制局部移植物抗宿主（GVH）反应和迟发型过敏（DTH）反应。

2. 抗肿瘤作用

黄柏提取液对人胃癌细胞具有光敏抑制效应，对染色体并无光敏致粘连的畸变作用，但能延缓S期细胞周期过程。电镜观察发现黄柏使细胞线粒体、内质网广泛肿胀、扩张，细胞核糖体明显减少，其光敏作用重点靶位是生物膜。张少梅利用硅胶柱层析及TLC等技术从川黄柏中提取分离得到7个化合物，对川黄柏提取物进行了抗癌药理活性的筛选，实验结果表明从川黄柏中所分离出来的小檗碱、β-谷甾醇、豆甾醇对胃癌、宫颈癌有较好抑制率；采用ICP-AES技术测定广西产川黄柏中的微量元素，发现其富含有Ca、Mn、Sr、Fe、Zn、Cu等微量元素，川黄柏具有抗癌活性，很有可能与这些微量元素有关。廖静等研究发现黄柏对BGC823人胃癌细胞具有光敏抑制效应。在加药480nm和650nm光照条件下，黄柏能使癌细胞的噻唑蓝代谢、癌细胞的生长均明显或持续性降低，表明黄柏对人癌细胞的确具有光动力学抑制效应。SunDondPark等从中国黄柏中所分离和纯化多糖成分，并以0.02、0.05、0.10mg/g的剂量评估抗肿瘤活性，结果发现在0.05mg/g的剂量时其抗肿瘤活性最强，最高可达到97.5%。

3. 抗溃疡作用

川黄柏可抑制消化道溃疡，促进胰腺分泌，抑制乙型肝炎抗原具有明显的作用。黄柏去掉小檗碱后的组分对小鼠捆束水浸应激性胃溃疡有抑制作用；对小鼠内因性胃黏膜SOD活性未见影响，但对胃黏膜SOD活性的降低有明显的抑制作用，使其水浸前的胃黏膜PGE2量显著增加。黄柏的主要成分小檗碱的盐酸盐，即黄连素，已经成为家喻户晓的治疗腹泻的常用药物。小檗碱能增加肠道的收缩幅度，黄柏酮则能使张力及振幅均增强，而黄柏内酯则使肠管弛缓。黄柏的50%甲醇提取物1g/kg口服对大鼠盐酸–乙醇（50%乙醇，150mmol/L盐酸）溃疡呈现显著抑制作用，作用强于小檗碱及黄连碱。钟惠珍用黄连素0.4g，每日4次，4～6周为一疗程，治疗消化性溃疡，治愈率可达70%。郭玉文应用黄连素片剂加雷尼替丁治疗消化性溃疡病例，同时单用雷尼替丁治疗36例作为对照，进行对比观察。结果：治疗组总有效率为100%，溃疡愈合率为96.4%，症状消失或者减轻占96.9%，随访9个月复发率为5%，对照组以上指标分别为

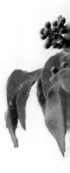

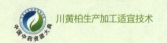

83.3%、67.9%、66.7%，两组相比差异显著。张志军研究发现，黄柏水溶性组

分因能抑制胃液分泌，降低小鼠胃黏膜SOD活性，促进正常小鼠胃黏膜增加，

有助于溃疡面的愈合，可用于预防和治疗该方面的疾病。此外，因酗酒所造成

的溃疡同样可采用这种方法进行恢复性治疗。张艳青等利用大鼠在体肠吸收实

验模型分别采用HPLC法和UV法测定肠循环液中盐酸小檗碱和酚红的浓度，对

盐酸小檗碱大鼠在体肠吸收特性进行研究。结果：盐酸小檗碱在肠道中的吸收

按十二指肠、空肠、回肠的顺序依次下降；随着盐酸小檗碱浓度的增加，吸收

速率常数（Ka）基本保持不变，吸收百分率（P）逐渐增加；且低纯度药物吸

收百分率（P）显著高于高纯度药物（P<0.05）。盐酸小檗碱在十二指肠、空

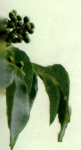

肠吸收较好，其机制为被动扩散；低纯度的药物吸收较好。司红彬等黄柏水提

取物与抗菌药联合体外抗含 *fosA*3 和 *β*-内酰胺酶（ESBLs）型耐药基因大肠埃希

菌的效果，对临床分离的细菌进行鉴定，确定细菌所含耐药基因种类，采用二

倍微量稀释法分别检测黄柏水提取物与抗菌药物的最小抑菌浓度（MIC），并

以1/2MIC的黄柏水提取物与抗菌药联合抑制耐药大肠埃希菌。结果表明：黄柏

水提取物联合抗菌药应用可能具有协同抑菌作用，可用于耐药细菌感染疾病的

临床治疗。

4. 抗病原微生物作用

川黄柏具有很强的抗菌、抗病毒作用，其煎剂或浸汁对金黄色、白色及柠

檬色葡萄球菌、溶血性链球菌、肺炎链球菌、脑膜炎球菌、白喉杆菌、枯草杆菌、大肠埃希菌、绿脓杆菌、伤寒及副伤寒杆菌、霍乱弧菌、炭疽杆菌等细菌有较强的抑制作用；对新型隐球菌、红色发癣菌等真菌也具有较强的抑制作用；对乙型肝炎表面抗原具有明确的选择性抑制作用。同时，川黄柏还具有抗其他病原微生物的作用，如黄柏煎剂有较强的杀钩端螺旋体作用，对阴道毛滴虫也有抑制作用。临床分离的多种耐药的致肾炎大肠埃希菌（UPEC）菌株132和136对黄柏水提物亦呈耐药作用，但血凝实验表明川黄柏水提物对该菌的黏附特性有抑制作用，可用于治疗尿路感染。有文献报道小檗碱对金黄色葡萄球菌、痢疾杆菌、霍乱弧菌、淋球菌等有抗菌作用，还有对抗霍乱毒素的作用，故临床应用其治疗霍乱。黄柏的醇提物对啤酒酵母突变性GL7和威克海姆原藻均有强抑制作用。黄柏叶的主要成分3种黄酮苷类化合物对金黄色葡萄球菌、柠檬葡萄球菌及枯草杆菌有抑制作用，尤其对枯草杆菌的抑制作用最强，最低抑菌浓度为0.12mg/L。其抗菌作用机制与强烈抑制细菌呼吸链及RNA合成有关。蔡宝昌等选择32种天然药物的水提取液，对接种了单纯疱疹病毒而引发疱疹的小鼠给药，与阿昔洛韦对照组及空白对照组比较发现，黄柏给药组可延缓疱疹症状发作时间和扩散时间，延长小鼠生存时间，并显著降低小鼠的死亡率。郭志坚等的抑菌实验过程中发现，黄柏叶中富含黄酮苷等化合物对枯草杆菌的抑菌作用强，黄柏乙醚提取物对白色念珠菌等真菌有抑制作用。龚佑文发

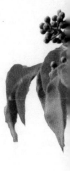

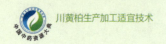

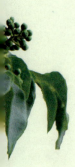

现川黄柏精油对水稻纹枯病菌、西瓜枯萎病菌、油菜黑腔病菌和小麦纹枯病菌等真菌均表现出明显抑制作用。张荣波等对黄柏和百部提取物体外抑杀毛囊蠕形螨活性做了研究，结果发现，黄柏具有较明显的抑杀毛囊蠕形螨的效果，杀螨时间小于以往报道较多的百部提取物，故黄柏在治疗人体蠕虫病方面具有较好的应用前景。

5. 解热和抗炎作用

川黄柏具有清热解毒的作用。对微生物感染引起的发热，除具有抗菌作用消除病因导致退热外，还与其本身具有解热作用有关。主要是其化学成分小檗碱有明显的抗腹泻和抗炎作用。硫酸小檗碱40、80mg/kg灌胃能对抗蓖麻油或番泻叶引起的小鼠腹泻，但不影响正常小鼠胃肠墨汁推进功能；能抑制乙酸或组胺引起的毛细血管渗透性增加；抑制二甲苯引起的小鼠耳廓肿胀；此外还可对抗霍乱肠毒素引起的肠绒毛水肿，抑制局部皮下注射霍乱毒素引起的炎症，对渗出性炎症性腹泻（如胃肠炎等）也有效，其抗炎作用随剂量增大而增大。小檗碱能对抗霍乱弧菌和大肠埃希菌毒素引起的肠分泌亢进，腹泻和死亡。另一主要成分黄柏碱也具有很好的抗炎作用，黄柏碱对抗GBM抗体肾炎模型有效，其机制可能是抑制巨噬细胞或细胞毒T细胞的活化，可明显抑制原发性抗肾小球基底膜（GBM）肾炎大鼠尿中蛋白的排泄，还显著抑制伴随肾炎的血清胆固醇及肌酸酐含量的上升。进一步研究表明黄柏碱可抑制小鼠局部半同源GVH反应和全身同种异体GVH反应；也可抑制由绵羊血红细胞（SRBC）诱导的小鼠DTH的诱导期，但它不影响小鼠对SRBC产生抗体。欧丽兰等采用二甲苯致小鼠耳廓肿胀、1%乙酸致小鼠腹腔毛细血管通透性模型、鸡蛋清诱导大鼠足跖肿胀和大鼠肿胀足炎性组织中PGE2的影响等急性炎症模型，观察川黄柏提取物的抗炎作用。结果表明：川黄柏提取物对4种急性炎症模型均有不同程度的抑制作用。刘芬采用经典的细菌脂多糖（LPS）诱导小鼠巨噬细胞株RAW 264.7细胞模型考察黄柏酮（OBA）抗炎作用，结果表明OBA通过与MIF（315t）活性口袋A链和C链之间的位置对接抑制其功能，导致MKP-1表达增多，MKP-1再促P-p38MAPK脱磷酸化，从而减少了AP-1下游相关促炎基因，如iNOS、IL-6、IL-1β、MCP-1等的转录与表达，进而发挥抗炎作用。

6. 对心、血、管系统作用

（1）降血压作用　有研究证实，黄柏水浸出液有降低麻醉动物血压的作用。黄柏胶囊中的小檗碱用于犬静脉注射后血压显著降低，且不产生快速耐受现象，降压作用持续2小时以上。黄柏的水浸出液有降低麻醉动物血压的作用，由黄柏碱进一步合成的叔胺衍生物昔罗匹林可起到降血压作用。

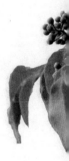

（2）对心脏作用　有研究表明黄柏提取物对心脏作用与剂量有关。小剂量的小檗碱可兴奋心肌，增强其收缩力，具有正性肌力作用，且发生作用较快；大剂量的小檗碱可抑制心肌，使其收缩力减弱。故小剂量小檗碱静脉滴注用于

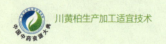

心衰病人，其抗心衰的机制认为与小檗碱抑制自由基的产生，减少由于脂质体过氧化物对心肌细胞膜损伤而发挥其正性肌力作用有关。

（3）对心率的影响　小檗碱以负性频率为主，在麻醉和清醒动物中，静注小檗碱使心率加快，以后为持续减慢，且随剂量增大，心率减慢更显著。小檗碱在0.1～300μmol/L时对豚鼠离体右心房表现浓度依赖性频率作用。

7. 降血糖作用

Meskhdi等研究发现小檗碱和黄柏提取物可使建模的糖尿病组试验动物症状得到缓解；Kim等以正丁醇浸提黄柏中的有效成分，发现该组分可以激活与肝糖原合成有关的酶活性，从而起到控制血糖的作用。而董二会等研究发现其抗糖尿病的化学成为主要为小檗碱等。研究表明在中度高糖浓度（11.1mmol/L）条件下小檗碱才有显著的降糖效应。小檗碱可增加人肝癌细胞株（HepG2）细胞的葡萄糖消耗量，且呈量效关系，与二甲双胍相比无显著性差异。小檗碱的降糖效能随着培养液中葡萄糖浓度的升高而降低，葡萄糖浓度为5.5mmol/L时降糖作用最强，当到达严重高糖（22.2mmol/L）时其疗效消失。而无论葡萄糖浓度的高低，二甲双胍均有较好的降糖作用。低浓度小檗碱能显著增加脂肪细胞的葡萄糖转运和消耗，从而使脂肪细胞的葡萄糖转运率明显提高。

8. 对中枢神经系统作用

黄柏及从中分离出的柠檬苦素和黄柏酮能明显缩短α-氯醛糖和乌拉坦引起

的小鼠睡眠时间。黄柏碱对中枢神经系统也有抑制作用，能减少小鼠自发活动和各种反射。

9. 抗衰老作用

在针对化妆品中应用的细胞培养中，黄柏提取物对胶原蛋白的生成有促进作用，这是护肤功能的表现结合黄柏提取物对氮氧化物生成的抑制。氮氧化物生成量的增大是机体老化的指标之一。因此黄柏提取物具抗衰功能，可用于防老型化妆品。黄柏具有防止皮肤衰老的药物功效，可以养颜、护肤，使皮肤保持健美。黄柏还具有抑制非酶糖基化的活性成分，从而起到延缓衰老和靓肤的作用。

10. 抗氧化作用

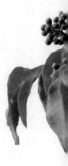

黄柏生品水提物和醇提物都具有清除超氧因子自由基和羟自由基作用，并且水提物清除能力显著地大于醇提物。而在抑制脂质过氧化物生成方面则醇提物作用强于水提物。张少君等研究发现，黄柏中黄酮类物质抗氧化作用明显，其对OH、O_2^-和DPPHF清除率的IC_{50}值分别为2.9525、1.6827、1.3951mg/L。Wang F等研究指出黄柏树皮中总酚和类黄酮是影响抗氧化能力的主要因素，其含量的高低直接影响DPPH清除能力。Chiu等利用二维核磁共振、质谱和光谱分析技术，将黄柏叶片中分离出3个黄酮类化合物进行鉴定，并通过体外DPPH（1，1-二苯基-2-二苦基肼）自由基清除试验评估所提取出的化合物

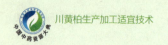

抗氧化活性。

11. 抗肾炎作用

有关黄柏碱抗肾炎的研究国外开展较早，Hattori等发现黄柏碱抑制大鼠尿蛋白的排泄效果显著，对原发性抗肾小球基底膜（GBM）肾炎有一定效果，还可调控血清胆固醇及肌酸酐含量的上升水平，初步推测其机制可能是抑制巨噬细胞或细胞毒T细胞的活化。

12. 抗痛风作用

川黄柏生品和盐制川黄柏对小鼠血清尿酸水平和肝脏黄嘌呤氧化酶活性影响无显著区别，均表现可降低高尿酸血症小鼠血清尿酸水平，并抑制小鼠肝脏黄嘌呤氧化酶活性，对缓解痛风的症状有一定的作用。

13. 其他作用

有研究表明川黄柏提取物对于维持关节软骨的健康和对血管的保护均表现出积极的作用。此外，川黄柏中的小檗碱盐酸盐等成分可应用于生物防治，用于驱虫、杀蛹、防螨等，从而降低化学合成的驱虫剂的使用，有利于环境保护。

三、应用

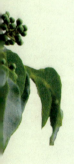

黄柏味苦性寒，归肾、膀胱、大肠经。有清热燥湿、泻火除蒸、解毒疗疮的功能。生用降实火，蜜炙则庶不伤中，炒黑止崩带，酒炙后治上，蜜炙治

中，盐制治下。用于湿热泻痢、黄疸、带下、热淋、脚气、骨蒸劳热、盗汗、

遗精；外治疮疡肿毒、湿疹、瘙痒、口疮、黄水疮、烧伤、烫伤，临床用于中

耳炎、肠炎、菌痢、皮肤感染、皮肤癣菌病、下肢溃疡、烧伤等。脾虚泄泻，

胃弱食少者忌服。目前临床使用的方剂中黄柏大多以生品入药，以黄柏炭入

药的方剂较少。经查阅报道的大量文献，仅有"烫伤油膏"和"二仙固冲汤"

（治疗更年期子宫功能性出血）是以黄柏炭入药的。在临床主要有以下应用。

（一）临床常用

1. 湿热病症

黄柏味苦性寒，归肾、膀胱经，其长于清利下焦湿热，故常用于湿热下注

之淋浊、带下、脚气等，还常用于泻痢、黄疸等湿热证。

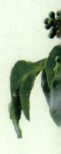

（1）淋浊　一般知母6～9g，黄柏6～9g，出自金代李杲《兰室秘藏》滋肾

丸（又名通关丸）：知母、黄柏各30g，肉桂3g，共为末，水泛为丸，治下焦湿

热、小便癃闭、点滴不通诸症。川黄柏与车前子、木通等利水药配伍，治湿热

蕴结膀胱、小便赤涩淋痛；配大蓟、小蓟、白茅根煎服可凉血通淋；治湿热下

注膀胱、下浊不止，常与猪苓、茯苓、益智仁配伍，如《医学正传》治浊固本

丸，亦可同珍珠粉共用，如《保命集》珍珠粉丸。配肉桂，黄柏苦寒，坚阴泻

肾火，肉桂甘热，助膀胱气化，合用水火相济，通利小便，用以治疗湿热蕴结

膀胱，尿闭不通之病证。

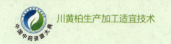

（2）湿热带下，脚气肿痛　黄柏配白果、芡实、车前子同煮，如《傅青主女科》易黄汤，用于治疗湿热下注、带下色黄。治湿热下注之足膝红肿热痛，常与燥湿的苍术合用，如《丹溪心法》二妙散；治下肢疼痛麻木、屈伸不利，与牛膝配伍，如《医学正传》三妙丸。配白果，黄柏苦寒，清热燥湿；白果苦涩，收涩止带，合用清湿热止带，常用于治疗湿热带下、色黄枯稠等病证。

（3）湿热痢疾，泄泻　金代张元素《珍珠囊》："下焦有疮须用知母、黄柏、防己，俱酒洗。"治火冲眩晕，暴发倒仆，昏不知人，甚则遗尿不觉，少顷汗出而轻，仍如平人，右关脉细数，脾阴不足者：知母、黄柏、黄芪、当归身，水煎服。早在《太平圣惠方》《小儿卫生总微论方》已有对二者应用的记载。治婴童肾经火盛，阴硬不软：黄柏一两（盐水炒），知母五钱（盐水炒），生地五钱，为末，蜜丸，盐汤下，灯心汤亦可（明代鲁伯嗣《婴童百问》泻肾丸）。治血痢：黄柏、黄连各四两。苦酒五升，煎二升半，温分服无时（《卫生易简方》）。治小儿久赤白痢，腹胀脘痛：黄柏一两（微炙、锉），当归一两（锉、微炒）。药捣为末，煨大蒜和丸，如绿豆大。每服以粥饮下七丸，日三四服（《太平圣惠方》黄柏丸）。配赤芍，黄柏苦寒，清大肠湿热，疗痢疾；赤芍苦微寒，清热凉血，散瘀止痛。二药配对，相须为用，共奏清热解毒、凉血止痢之功。配苍术，黄柏苦寒，清热燥湿偏于清热；苍术辛温，健脾燥湿偏于燥湿。合用清热燥湿，且黄柏可制苍术温燥伤阴，苍术可制黄柏苦寒伤胃，常用

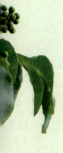

治湿热下注及湿热成痿等证。配木香，黄柏苦寒，清大肠湿热疗痢疾；木香辛温，行气止痛除后重。二药反佐为用，不仅有清热燥湿、行气止痛的作用，且黄柏得木香不致苦寒伤胃，常用治疗痢疾腹痛及里急后重。

（4）黄疸　伤寒身黄，发热肥栀子十五个（剖），甘草一两（炙），黄柏二两。上三味药，以水四升，煮取一升半，去滓，分温再服（《伤寒论》栀子柏皮汤）。

2. 肾阴虚骨蒸潮热

黄柏入注少阴肾经，能泻肾中虚火，以达泻火存阴之效，常用于肾阴虚，虚火亢旺之骨蒸潮热、遗精。大补阴丸：知母、黄柏各120g，熟地、龟板各180g，诸药为末，猪脊髓蒸熟，炼蜜为丸。治疗肾阴不足，相火偏旺所致的诸般病证（出自《丹溪心法》）。坎离丸：黄柏（酒炒）、知母（酒炒）各等分。知母滋肾阴、清热泻火，黄柏降阴火。相须为用，有补水泻火之功（出自《普济方》）。知柏天地煎：知母、黄柏各6g，天门冬、生地黄各12g，主治肾虚阴火，上正门齿痛，或齿豁，或动而长，或浮痒燥黑，时常作痛，尺脉虚长洪数者，以及阴虚火旺之腰痛，热甚便秘，脉细数躁疾者。（出自《症因脉治》）。知柏地黄丸：是在六味地黄丸的基础上加知母、黄柏而成，功能滋阴降火，主治阴虚火旺之证，是中医临床常用方剂之一（出自《医宗金鉴》）。四制黄柏丸：黄柏、知母各一斤，治上盛下虚，水火偏胜，消中（出自《活人心统》）。

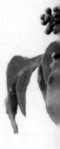

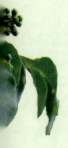

补阴丸：知母、黄柏各等分，泻冲任之火，治一月而经再行。（出自《万氏妇人科》）。知柏参冬饮：知母、黄柏各三钱，人参二钱，麦冬五钱，广皮一钱，甘草五分，水煎服。治气虚劳伤，面黄肌瘦，气怯神离，动作倦怠。上半日咳嗽烦热，下午身凉气爽，脉数有热者（出自《症因脉治》）。斩梦丹：知母一两，黄柏一两（去皮），滑石三两。上为末，白水和丸，空心温酒盐汤送下。治疗梦泄遗精（出自《普济方》）。治盗汗：炒黄柏、炒知母各一钱五分，炙甘草五分。上为粗末，作一服，水二盏，煎至一盏，食前温服。如治相火妄动之夜梦遗精，古方有单用黄柏为丸服以取效；若伴心神不宁、怔忡不眠症状者，用麦冬浓煎送服；对于阴虚火旺之梦遗，头晕目眩、腰膝无力者，可用《御药院方》封髓丹加配熟地、天冬、人参，如《医学发明》三才封髓丹。配砂仁，黄柏苦寒下降，泻相火；砂仁辛温，引气归元，用砂仁可除黄柏苦寒伤胃之弊，又可引黄柏归肾，除肾中相火，可用治疗相火妄动所致病证。

3. 用于热毒疮疡

本品即清湿热，又具解毒疗疮之功，常用于热毒内蕴所致疮疡肿毒，湿疹瘙痒，目赤肿痛，口舌生疮等证。

（1）疮疡肿毒，湿疮，水火烫伤 治痈疽肿毒：用黄柏、川乌为末调涂。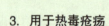治湿疮：可用滑石、甘草为末，撒敷，并与荆芥、苦参等同煎。治疗烧伤、烫伤：黄柏、地榆、白及各等量，焙干研粉，用香油（麻油）调成稀糊状，外敷

患处。治流行性结膜炎：制成的50%的黄柏煎液，以清洁纱布浸湿洗眼，约5分钟，每日1次。治黄水疮：①黄柏、煅石膏各30g，红升丹6g，枯矾12g，共研细粉，用麻油或采油调涂患处，每日1～2次。2～3天局部见新皮时，用量酌减，继续涂用5～7天；②黄柏粉、氧化锌各等量，用香油调成膏，涂患处，每日1～2次。治慢性皮肤溃疡：黄柏研细粉，将溃疡面洗净，撒上药粉，用消毒纱布覆盖。治毒热上攻，口中生疮：黄柏（蜜炙）、细辛（洗去土、叶）各等分，为细末，每用少许，掺于舌上，有涎吐出，以愈为度（《济生续方》赴筵散）。

（2）口舌生疮、目赤肿痛　黄柏单用即效，亦可配伍、内服或外用。治心脾热、舌颊生疮：用蜜炙黄柏与青黛、龙脑同研掺疮上。治小儿重舌：黄柏用竹沥汤浸渍，取汁点舌；治时行火眼：可单取黄柏为末，煎汤熏洗，如《世医得效方》五行汤，内服可配伍白蒺藜、甘菊花、生地黄等滋补肝肾、清肝明目之品。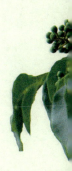

（3）痔漏　治疗痔漏下血不止，与酒、蜜、人乳、糯米泔水各浸透，炙干研末为丸服。

（二）现代医学临床应用

1. 外科应用研究

（1）外伤感染　张广生等用复方黄柏液治疗软组织感染破溃后形成的溃疡及外伤感染（包括手术切口感染）所形成的溃疡及窦道305例，有效率97.70%，

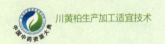

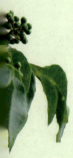

其中治愈率84.60%，显著高于对照组，说明本品适用于阳证疮疡破溃后及外伤感染所致的溃疡。邹甜等将165例证实为金黄色葡萄球菌伤口感染的患者分为对照组和观察组，对照组患者采用外科常规方法换药；观察组患者在对照组的基础上采用复方黄柏液湿敷，观察两组患者伤口的愈合情况和愈合时间。结果表明，观察组较常规换药伤口肉芽组织生长迅速，创面自行修复快，伤口愈合时间缩短，两组比较有统计学差异（$P<0.05$）。

（2）外伤愈合　张悦等观察复方黄柏液对尖锐湿疣激光术后伤口愈合的影响，选用80例尖锐湿疣患者随机分为治疗组和对照组（$n=40$），治疗组在对照组常规治疗的基础上加用复方黄柏液湿敷创面14天，结果治疗组术后4、7、14天，总有效率分别为40%、62.5%、97.5%，均优于对照组（$P<0.05$）。说明复方黄柏液有利于尖锐湿疣CO_2激光术后创面愈合。

（3）闭合性软组织损伤　陈松旺等取黄柏、生半夏、五倍子、面粉各等分。先将面粉、五倍子共炒至熟，冷却后与余药共研细末，过筛即成，瓶贮备用。使用时加食醋调成糊状，武火熬成膏，涂于损伤的皮肤上，范畴略大于损伤面积，上盖白麻纸4～5层，再用胶布或绷带固定，1～2天换药1次，治疗闭合性软组织损伤60例。结果：全部有效，总有效率为100%。

（4）烧伤　黄柏、榆树皮内皮粉末（1：2），以80%酒精浸泡加压过滤，将滤液喷或涂于创面，至结痂为止，治疗烧伤338例。结果：1周内有130例治愈，2周有144例治愈，4周为62例，死亡3例，有效35例，无效3例，总有效率94%。

2. 肛肠科应用

（1）治疗结肠炎 结肠炎是一种发生在结肠黏膜层的炎症性病变，过去治疗多以内服药为主，但由于本病病位在远端结肠，药力不易深达病所，故疗效不令人满意。杨立民用自拟的参庆黄柏液保留灌肠治疗慢性结肠炎58例。组成：苦参、黄柏研面6g、甘草12g、儿茶研面3g、白芍15g。同时加庆大霉素80 000U；用导尿管或灌肠器徐徐灌入肠腔，每晚1剂，14天为1个疗程，疗程间隔3～4天。结果：总有效率94.8%。

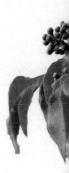

（2）溃疡性直肠炎 王思谦等将80例溃疡性直肠炎患者随机分为2组，进行复方黄柏液保留灌肠治疗，并与0.2%甲硝唑洗液100ml、庆大霉素、地塞米松和锡类散配成的混合溶液保留灌肠进行对照观察，对照组腹痛、腹泻与里急后重、黏液脓血便的症状消失率分别为19.18%、18.81%、12.62%，治疗组腹痛、腹泻与里急后重、黏液脓血便的症状消失率分别为71.43%、75.82%、80.95%，两组比较，治疗组均明显优于对照组（$P < 0.05$）。对照组总有效率27.5%，治疗组总有效率62.50%。治疗组总有效率明显高于对照组（$P < 0.05$）。

（3）放射性直肠损伤 用黄柏槐花汤配合金因肽治疗晚期放射性直肠损伤11例。结果：有效10例，无效1例，总有效率90.9%。

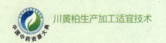

3. 皮肤科

（1）治疗湿疹　本病多由禀赋不足加湿热内蕴，外感风邪，风湿热邪相搏，浸淫皮肤发为湿疹。该病瘙痒较重，病程长，常易反复发作。主要症状是皮肤粗糙、糜烂、渗液或干燥。韩连元等应用黄柏地榆外敷法治疗急性湿疹，先将黄柏地榆（10∶6）水煎，用纱布浸药液，凉敷患处数分钟后，再用黄柏地榆（2∶1）为末研细制成散剂敷于患处，每日2次。结果：36例患者平均治疗8天，全部痊愈，有效率100%。许士福以黄柏为君药加百部、土茯苓、蛇床子、苍术、荆芥、地肤子、白鲜皮、苦参、藿香、明矾或枯矾等药物水煎（皮肤有糜烂渗液者用枯矾，无糜烂渗液者用明矾），趁热气熏蒸患处，待药液凉至适宜温度，再用纱布蘸药液洗患处。每日2次，每次20～30分钟，7天为一疗程。结果：35例患者中经1～3周后，痊愈24例，显效7例，有效3例，无效1例。

（2）神经性皮炎　是一种以剧烈瘙痒及皮肤局限性苔藓样变为特征的慢性皮肤神经障碍性皮肤病。传统中医认为属于"瘙痒"的范畴。周小平等用黄柏加生地、银花、苦参、菊花、麦冬、赤芍、蛇床子、地肤子、土茯苓、甘草等水煎口服。每天2次，1个月为1疗程。服药期间注意七情调节，忌烟酒辛辣，少穿化纤衣服。结果：50例患者中痊愈12例，有效35例，无效3例，总有效率94%。李庆有用黄柏50g，以200ml食用醋精浸泡6～7天，取滤液涂抹患处。结果：36例患者用药1～2周后，痊愈19例，显效12例，好转4例，无效1例，总有效率93.2%。

（3）痤疮 亦称为"粉刺"，常见于中青年。根据中医辨证，可分为肺经风热、湿热蕴结、痰湿凝滞。蔡希用黄柏加黄芩、生地、蒲公英等药物，制成复方黄柏霜。清洗患者面部后均匀涂抹面部上，然后外敷倒模。每周1次，3周为1个疗程。结果：144例患者中痊愈31例占21.53%，好转99例占68.75%，未愈14例，总有效率90.28%。在治疗中尤以湿热蕴结所致痤疮疗效显著，湿热越重，疗效越好。

（4）治疗手足癣 皮肤癣菌侵犯掌跖、指（趾）间表皮和指（趾）甲所引起的浅部真菌感染性疾病，俗称手癣"鹅掌风"，足癣为"脚气"。足癣是真菌发病率最高的一种。沈敏娟用黄柏加苦参、生地榆、土槿皮、马齿苋、蛇床子、枯矾、白花蛇舌草等水煎后浓缩。每次洗30分钟，药液温度保持30～40℃，每天洗2次。结果：60例中32例痊愈，好转26例，无效2例，总有效率96.67%。

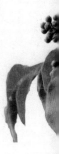

（5）带状疱疹 是一种累及神经皮肤的病毒性皮肤病，传统中医称"缠腰蛇"。多发于春秋季。临床表现轻度发热，全身不适，食欲不振及皮肤灼热感或神经痛等。李桂英用黄柏加雄黄、冰片研末与鸡蛋清制成膏涂于患处。注意不要过厚，以不超过0.3mm为宜，外加纱布3～4层，固定每天换一次药。结果：患者外敷该药物24小时后，疼痛减轻，凉爽舒适，3天后水疱逐渐干涸结痂消退。临床观察止痛消炎效果好。

（6）治疗甲沟炎　杨坤将黄柏、黄连、黄芩、大黄、苦参、龙胆草、银花、红花、栀子、儿茶、血竭等药物，浸泡在75%乙醇中10天后，密封瓶中。每天局部涂抹3次，7天为1个疗程。结果：115例患者中51例痊愈，40例显效，19例有效，5例无效，总有效率95.67%。

（7）葡萄球菌性烫伤样皮肤综合征　杨帆等对葡萄球菌性烫伤样皮肤综合征的患者，在常规抗生素全身治疗基础上，试验组55例，用复方黄柏液湿敷治疗，对照组55例，用乳酸依沙吖啶溶液湿敷治疗；试验组症状改善时间及平均住院时间均短于对照组（$P<0.05$）。表明在常规全身应用抗生素基础上，外用复方黄柏液治疗葡萄球菌性烫伤样皮肤综合征具有良好效果。

（8）剥脱性角质松解症　王国颖将136例剥脱性角质松解症的患者，随机分为治疗组75例与对照组61例，治疗组外用复方黄柏液湿敷患处，对照组外用0.1%酸软膏（迪维霜），两组同时口服维生素B_2，结果：治疗组痊愈率92.00%，总有效率100%；对照组痊愈率68.80%，总有效率93.40%，两组比较差异有统计学意义（$P<0.05$）；说明复方黄柏液治疗剥脱性角质松解症，临床疗效肯定。

4. 妇科应用

（1）阴道炎　田莹将40例念珠菌性阴道炎患者随机分为阴道灌洗组和阴道雾化组各20例，分别以复方黄柏液冲洗阴道、复方黄柏液阴道雾化喷洗。结果阴道雾化组疗效优于阴道灌洗组，复方黄柏液阴道雾化喷洗治疗念珠菌性阴道炎简便、高效、经济、安全，具有较好有临床推广价值。

（2）其他妇科疾病　张秀昌等将复方黄柏液作用于体外培养的阴道毛滴虫，试验表明复方黄柏液对阴道毛滴虫有明显的抑制和杀灭作用。李春娇等采用复方黄柏液治疗会阴切口愈合不良的初产妇，临床证明方黄柏液对蒂宽≤5mm的内芽组织愈合不良的会阴切口有促进愈合的作用，具有治愈率高、损伤、无疼痛和出血、使用方便等优点。曾晓春等采用复方黄柏液治疗会阴伤口感染30例，均有会阴切口感染裂开和脓性分泌物，用药后立即感觉疼痛减轻，分泌物减少，5～7天伤口愈合，所有病例用药后均无不良反应，疗效较好。

5. 儿科应用

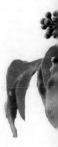

（1）婴儿湿疹　婴儿湿疹是婴儿常见的皮肤病，祖国医学称为奶癣，近几年来由于物质生活水平的普遍提高，其发病率有逐渐增高的趋势。为了探索更加有效、安全的治疗方法，魏红英等采用复方黄柏液治疗婴儿湿疹并与传统治疗方法作对照观察，结果治疗组总有效率88.38%，对照组总有效率62.18%，两组有效率比较差异有显著性（$P < 0.01$）。

（2）婴幼儿皮炎　李莉等将40例儿童接触性皮炎患者随机分为治疗组和对照组，各20例，治疗组用复方黄柏液湿敷创面，对照组给予保持局部干燥、脱离过敏原，观察时间同治疗组。结果：治疗组24、48和72天的总有效率分别为

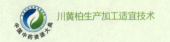

75%、90%和95%，均优于对照组（*P*＜0.05）。说明复方黄柏液对儿童接触性皮炎有较好的临床疗效。

（3）新生儿天疱疮　在常规治疗基础上，对于大疱采用常规消毒后用注射器抽出疱液，在大疱周围用50%酒精消毒，避免因大疱破后引起自身传染，然后涂黄柏地榆油膏治疗新生儿疱疮32例。将黄柏、生地榆各10g，研成细粉过筛，氧化锌粉30g，加入煮沸冷却至30℃的香油中备用，每日3～4次。结果：全部有效，总有效率100%。

6. 其他方面的应用

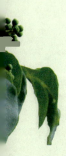

陈芳等采用复方黄柏液联合诺和灵30R治疗老年糖尿病患者压疮效果良好。刘平等配合复方黄柏液冲洗的中西医结合治疗糖尿病湿性坏疽患者。结果表明应用VSD技术配合中药冲洗疗法能有效控制创面感染，促使愈合，减轻患者换药时的痛苦及降低医务人员的工作量。

（三）综合利用

（1）日化产品　黄柏有很广的抗菌谱，对各种皮肤致病性真菌有抑制作用。因此，可以制成各种花露水、脚气水、沐浴露等，还可以和其他药材一起制成化妆品，用其调制成的化妆品可不加防腐剂。

（2）农、牧、畜业　全树可用于制造无公害农药。用大黄、黄柏、黄芩粉末配制成"三黄粉"，对鱼类赤皮、肠炎、烂鳃等病均有良好防治效果。用酒黄连、大黄各50g，延胡索40g，盐黄柏35g，醋香附、黄芩、郁金、厚朴、当归、木通、积实、陈皮各25g，共为末，温水灌服。治疗动物肠黄，效果良好。用当归、蒲公英各60g，郁金、黄柏、栀子、连翘、诃子、金银花、续随子各30g，黄芩24g，杭芍、厚朴各18g，黄连、木香各9g，煎两次，每次加水400ml，煮沸后继续煮30分钟，过滤待温，加入木香口服。治疗马、骡胃肠炎。

（3）木材及果实的应用　川黄柏其木材虽含有小檗碱，但含量低微，不宜提取，然其木质坚硬，木纹细微、轻便、可作家具或器具柄；皮的木栓层可以做瓶塞或隔热、隔音材料，内皮可以做黄色染料；叶和果实可供提取挥发油，油中含月桂烯等成分，花还是一种优质的蜜源。研究证实黄檗果实精油对沙门菌的抑菌机制，结果表明：黄檗果实精油可使菌体细胞膜通透性和完整性发生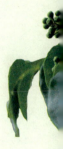改变，使菌液相对电导率、蛋白质含量、还原糖含量、MDA含量升高，菌体ATP含量降低；SOD、CAT和ATP酶活性下降；扫描电镜观察经黄檗果实精油处理后的沙门菌菌体结构，发现细胞壁失去完整性，并出现空洞。说明黄檗果实精油可通过破坏菌体细胞结构、影响菌体能量代谢及保护酶活性而达到抑菌效果。利用自由基清除能力和抗脂质氧化能力综合评价不同采收期所提取的黄檗果实精油的抗氧化活性，结果表明不同时期的黄檗果实精油对DPPH有清除能力。

参考文献：

[1] 崔玲. 神农本草经：上卷 [M]. 天津：天津古籍出版社，2009.

[2] 梁·陶弘景. 名医别录 [M]. 尚志钧，辑校. 北京：人民卫生出版社，1986.

[3] 明·李时珍. 本草纲目 [M]. 北京：人民卫生出版社，1977：198.

[4] 唐慎微. 重修政和经史证类备用本草 [M]. 北京：人民出版社，1957：299.

[5] 万德光，彭成，赵军宁. 四川道地中药材志 [M]. 成都：四川科学技术出版社，2005：523.

[6] 《全国中草药汇编》编写组. 全国中草药汇编：卷一 [M]. 3版. 北京：人民卫生出版社，1996：547.

[7] 彭成，王永炎. 中华道地药材 [M]. 北京：中国中医药出版社，2011：1904.

[8] 国家中医药管理局《中华本草》编委会. 中华本草：第四册 [M]. 上海：上海科学技术出版社，1999：3775.

[9] 何方，胡芳名. 经济林栽培学 [M]. 北京：中国林业出版社，2004.

[10] 黄慧茵. 黄皮树种植地环境及育苗技术研究 [D]. 株洲：中南农业科技大学，2009.

[11] 蒋孟良，李红，尹志芳. 不同软化与切制方法对黄柏中小檗碱含量的影响 [J]. 中药材，2001，24（4）：255.

[12] 王文凯，胡志华. 黄柏饮片切制工艺研究 [J]. 江西中医学院学报，2004，16（1）：48.

[13] 王秀英，架昌符，孙红燕. 不同干燥加工方法对黄柏饮片的影响 [J]. 中国中药杂志，1997（增刊）：50.

[14] 李丽杰，侯言凤. 干燥方法的不同对黄柏质量的影响 [J]. 云南中医中药杂志，2000，21（5）：29.

[15] 陈绍勇. 不同干燥法对黄柏中小檗碱含量的影响 [J]. 中国药师，2005，8（12）：1054.

[16] 辛宁，甄汉深. 黄柏不同炮制品中小檗碱含量测定 [J]. 广西中医药，1996，4（19）：49-52.

[17] 崔九成，王蕃，李锁红，等. 黄柏的炮制研究 [J]. 陕西中医学院学报，1999（5）：54-55.

[18] 战旗，张学兰，工荃，等. 黄柏及其炮制品水提液的成分比较 [J]. 中成药，1999，21（3）：126-128.

[19] 孔令东，杨澄，仇熙，等. 黄柏炮制品清除氧自由基和抗脂质过氧化作用 [J]. 中国中药杂志，2001，4（26）：254-248.

[20] 杨澄，朱继孝，王颖，等. 盐制对黄柏抗痛风作用的影响 [J]. 中国中药杂志，2005，30（2）：145-147.

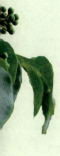

［21］孙多友. 中药材黄柏栽培技术［J］. 新农业，2004（12）：18.

［22］王忠. 黄檗的人工栽培技术［J］. 林业实用技术，2005（7）：18.

［23］南京中医药大学. 中药大辞典：下册.［M］. 2版. 上海：上海科技出版社，2015：2245.

［24］叶萌，乔书瑞. 树龄和再生对川黄柏小檗碱含量的影响研究［J］. 第二届中医药现代化国际科技大会，2005：1147.

［25］刘钊忻. 黄柏采收与加工方法的优化研究［D］. 雅安：四川农业大学，2004.

［26］叶萌. 黄柏剥皮再生机理及其影响因素［D］. 雅安：四川农业大学，2007.

［27］孙波. 黄柏炮制的化学药理及工艺研究［J］. 中国中医药远程教育，2009，7（7）：179.

［28］孙洽熙，黄元御. 黄元御医学全书［M］. 北京：中国中医药出版社，1999.

［29］张仲景. 金匮要略［M］. 北京：人民卫生出版社，2006.

［30］王汉图. 内经义讲［M］. 北京：人民卫生出版社，2002.

［31］李迎光. 痛风奇效良方［M］. 北京：人民军医出版社，2008.

［32］严洁，施雯，洪炜. 得配本草［M］. 北京：人民卫生出版社，2007.

［33］冉懋雄. 黄柏GAP生产示范基地建设实施方案及其SOP制定［J］. 中药研究与信息，2003，5（2）：20-24.

［34］金世元. 金世元中药材传统鉴别经验［M］. 北京：中国中医药出版社，2012：175.

［35］徐国钧. 中国药材学［M］. 北京：中国中医药出版社，1996：802.

［36］蒋锐，陈俊华. 川黄柏伪品水黄柏的生药鉴定［J］. 中药材，1991，14（6）：20-22.

［37］刘寿山. 中药研究文献摘要［M］. 北京：科学出版社，1963：608-614.

［38］王萌. 常用中药川黄柏和黄连化学成分及生物活性比较研究［D］. 北京：中国医学科学院北京协和医院，2009.

［39］《全国中草药汇编》编写组. 全国中草药汇编：卷一［M］. 北京：人民卫生出版社，2010：286.

［40］季可可，谢红旗，蔡松，等. 黄皮树不同部位生长过程中主要生物碱成分的累积研究［J］. 中草药，2014，45（23）：3462-3466.

［41］丁晴，徐德然. HPLC法同时测定黄柏中盐酸药根碱、盐酸巴马汀及盐酸小檗碱的含量［J］. 西北植物学报，2004，24（11）：2143-2145.

［42］甘晓冬，戴克敏. 用双波长薄层层析扫描法测定中药黄柏中小檗碱等生物碱含量的研究［J］. 天然产物开发与研究，2006，2（4）：9-14.

［43］崔丽莉，张玉红. HPLC法同时测定黄檗皮中小檗碱、掌叶防己碱和药根碱的含量［J］. 东北林业大学学报，2004，32（6）：116-118.

［44］宋兵双，谢昭明. HPLC法对黄柏不同期采收药材不同部位的小檗碱含量比较研究［J］. 湖南中医药导报，2000，6（1）：38-38.

［45］可维，马春辉，季宇彬. 不同产地川黄柏HPLC指纹图谱的研究［J］. 上海中医药大学学报，2008，22（1）：62-64.

［46］谭尔，罗尚华，林升得，等. HPLC测定秃叶黄皮树和黄皮树中5种有效成分的含量［J］. 中国实验方剂学杂志，2013，19（23）：135-137.

［47］刘江亭，李慧芬，崔伟亮. 川黄柏、关黄柏饮片和水煎液中三种生物碱含量的比较研究［J］. 山东中医药大学学报，2013，37（5）：437-439.

［48］李红英，向极钎，龙澜，等. HPLC法测定恩施黄柏药材中黄柏碱与小檗碱的含量［J］. 湖北民族学院学报（自然科学版），2013，31（1）：101-103.

［49］李跃辉，胡蕙冰，王银，等. 不同产区与采收期黄柏中小檗碱与黄柏碱含量对比研究［J］. 中国医药导报，2014，11（11）：90-94.

［50］王盛民，徐柏三，张小荣，等. 超高压水射流对黄柏提取液中盐酸小檗碱含量影响的研究［J］. 时珍国医国药，2009，20（9）：2231-2233.

［51］王绪英，向红，左经会，等. 超声提取永思小檗盐酸小檗碱工艺的优化［J］. 南方农业学报，2012，43（4）：502-505.

［52］杨宏，王大志，常艳波，等. 川黄柏的HPLC指纹图谱［J］. 中国天然药物，2006，4（5）：360-362.

［53］方清茂，曹浩，舒光明，等. 川黄柏中盐酸小檗碱的含量及其道地性研究［J］. 华西药学杂志，2004，19（4）：275-276.

［54］杜雪. 川产道地药材黄柏HPLC指纹图谱质量标准研究［D］. 四川：西南交通大学，2005.

［55］崔万胜. 川黄柏化学成分及对肾阳虚小鼠药理作用的研究［D］. 沈阳：沈阳药科大学，2003.

［56］晏晨，郭红位，张云东，等. 黔产川黄柏果实中挥发油化学成分研究［J］. 黔南民族医专学报，2015，28（2）：90-92.

［57］苏荣辉，金武祚，中岛修平，等，黄皮树果实中的酰胺类化合物［J］. 植物学报，1994，36（10）：817-820.

［58］KAWAGUCHI H，KIM M，ISHIDA M，et al. Several antifeedants from phellodendron amurense against reticulitermes speratus［J］. Agric Biol Chem，1989，53（10）：2635-2640.

［59］雷华平，卜晓英，田向荣，等. 超临界二氧化碳萃取川黄柏挥发性成分及其GS-MS分析［J］. 中国野生植物资源，2009，28（2）：61-65.

［60］颜继忠，褚建军，金洁. 高速逆流色谱分离黄柏中的小檗碱和巴马汀［J］. 浙江工业大学学报，2004：32（4）：416-417.

［61］张英. 大孔树脂吸附黄柏总生物碱的理论和应用基础研究［D］. 广州：广州中医药大学，2010.

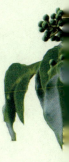

［62］肖谷清，熊文高，李旺英，等. 微波、超声及其联用萃取黄柏中总生物碱的研究［J］. 湖南城市学院学报（自然科学版），2009，18（1）：44-46.

［63］张艳青，杨中林，李萍，等. 不同浓度和纯度盐酸小檗碱大鼠肠道吸收动力学比较研究［J］. 山东中医药大学学报，2008，32（6）：506-508.

［64］司红彬，吴永继，黄丽云，等. 黄柏与抗菌药联合抗耐药大肠埃希菌的作用研究［J］. 河南农业科学，2015，44（2）：123-126.

［65］龚佑文. 芸香科植物花椒和川黄柏果实精油化学组成及其抗真菌活性［D］. 北京：中国农业大学，2007.

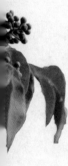

［66］郭志坚，郭书好，何康明，等. 黄柏叶中黄酮醇苷含量测定及其抑菌实验［J］. 暨南大学学报（自然科学与医学版），2002（5）：64-66.

［67］张荣波，李朝品，田晔. 黄柏提取物体外抑杀毛囊蠕形螨活性研究［J］. 中国药理学通报，2006，22（7）：894-895.

［68］欧丽兰，余昕，朱烨，等. 川黄柏抗炎活性部位的筛选研究［J］. 华西药学杂志，2015，30（1）：46-48.

［69］刘芬. 黄柏酮的靶向抑制MIF抗炎作用研究［D］. 北京：中国医学科学院北京协和医院，2016.

［70］殷峻，胡仁明，唐金凤，等. 小檗碱的体外降糖作用［J］. 上海第二医科大学学报，2001，21（5）：425-427.

［71］殷峻，胡仁明，陈名道，等. 二甲双胍、曲格列酮和小檗碱对HepG2细胞耗糖作用比较［J］. 中华内分泌代谢杂志，2002，18（6）：488-490.

［72］高芳，岳桂华，王庆斌. 黄连素改善Ⅱ型糖尿病患者胰岛素抵抗的临床研究［J］. 甘肃中医，2002，15（6）：34.

［73］周丽斌，杨颖，唐金凤，等. 小檗碱对脂肪细胞糖代谢的影响［J］. 上海第二医科大学学报，2002，22（5）：412-414.

［74］侯小涛，戴航，周江煌. 黄柏的药理研究进展［J］. 时珍国医国药，2007，18（2）:498-500.

［75］李锋，贾彦竹. 黄柏的临床药理作用［J］. 中医药临床杂志，2004，16（2）：191.

［76］王德全，胡俊英. 黄柏胶囊抗炎疗效临床分析［J］. 中华实用中西医杂志，2004，4（17）：83.

［77］何义兵. 黄檗果实精油提取分离和生物活性研究［D］. 沈阳：沈阳农业大学，2016.

［78］孔令东，杨澄，仇熙，等. 黄柏炮制品清除氧自由基和抗脂质过氧化作用. 中国中药杂志，2001，26（4）：245-248.

［79］中华人民共和国药典委员会. 中华人民共和国药典：一部［M］. 北京：化学工业出版社，

2005：148，214-215.

［80］关红晖. 知母、黄柏药对的药学研究［D］. 广州：广州中医药大学，2008.

［81］邹甜，易丹. 复方黄柏液湿敷对金黄色葡萄球菌感染伤口的效果观察［J］. 医学临床研究，
2011，28（6）：1209-1210.

［82］张悦，王媛，程岩峰，等. 复方黄柏液对尖锐湿疣激光术后伤口愈合的影响［J］. 实用药物
与临床，2011，14（3）：260-261.

［83］王思谦，林爱珍. 复方黄柏液保留灌肠治疗溃疡性直肠炎80例疗效观察［J］. 中西医结合研
究，2011，3（5）：246-247.

［84］蔡晓军，岳红，王贤斌，等. 黄柏槐花汤配合金因肽治疗放射性直肠损伤疗效观察［J］. 湖北
中医杂志，2006，28（10）：33-34.

［85］韩连元，赵红国. 黄柏地榆外敷治疗湿疹的体会［J］. 黑龙江中医药，2000（2）：52.

［86］许士福. 黄柏百部汤治疗慢性湿疹35例［J］. 中国民间疗法，2002，10（5）：47-48.

［87］周小平，宋书仪. 黄柏苦参止痒汤治疗神经性皮炎50例［J］. 陕西中医，2003，24（5）：
429.

［88］沈敏娟，匡钱华. 黄柏洗剂治疗掌跖脓疱病60例［J］. 中华皮肤科杂志，2003，36（2）：
106.

［89］李桂英，陈瑞华，米艳红，等. 雄黄黄柏冰片膏治疗带状疱疹［J］. 中华护理杂志，2000，
35（5）：296.

［90］杨坤，罗琳，谢建忠，等. 中药黄柏酊治疗甲沟炎115例临床疗效观察［J］. 云南中医中药杂
志，2003，24（3）：16.

［91］杨帆，韩秀萍. 外用复方黄柏液治疗葡萄球菌性烫伤样皮肤综合征的疗效［J］. 实用药物与
临床，2011，14（4）：349-350.

［92］王国颖. 复方黄柏液治疗剥脱性角质松解症临床初步观察［J］. 潍坊医学院学报，2012，34
（3）：217-218.

［93］田莹. 经阴道压力雾化喷洗复方黄柏液治疗念珠菌性阴道炎疗效观察［J］. 中国中医急症，
2005，14（4）：324-325.

［94］张秀昌，赵志刚. 复方黄柏液体外杀灭阴道毛滴虫的效果观察［J］. 河北中医，2002，24
（9）：720-721.

［95］李春娇，许肖虹，王南兴. 复方黄柏液阴道棉栓对久治不愈阴道切口的疗效观察［J］. 广东
医学院学报，2006，24（2）：177-178.

［96］曾晓春，曾榕. 黄柏液治疗会阴伤口感染30例临床观察［J］. 咸宁学院学报（医学版），
2005，19（5）：417-418.

［97］李莉. 复方黄柏液治疗儿童接触性皮炎的疗效观察［J］. 实用药物与临床，2012，15（4）：252.

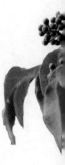

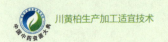
［98］管雪峰. 复方黄柏液治疗婴儿特应性皮炎疗效观察［J］. 中国麻风皮肤病杂志，2005，25
　　　（9）：718.

［99］孙桂英. 黄柏地榆油膏治疗新生儿天疱疮32例临床观察与护理［J］. 医学理论与实践，2003，
　　　16（5）：123.

［100］陈芳，陈进翠. 复方黄柏液联合诺和灵30R治疗老年糖尿病人压疮效果观察［J］. 护士进修
　　　杂志，2009，24（24）：2288-2289.

［101］刘平，周涛，马海涛，等. VSD技术配合中药冲洗在糖尿病湿性坏疽中的应用［J］. 河南中
　　　医，2011，31（12）：1416-1417.

［102］张悦，王媛，程岩峰，等. 复方黄柏液对尖锐湿疣激光术后伤口愈合的影响［J］. 实用药
　　　物与临床，2011，14（3）：260-261.

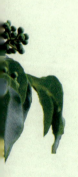